ヒューマンハート・コズミックハート

Human Heart, Cosmic Heart

A Doctor's Quest to Understand, Treat, and Prevent Cardiovascular Disease

宇宙の力の縮図【心臓】から
永遠のエネルギー生成装置が見えてくる?!

トーマス・カウワン
Thomas Cowan
リーシャ［訳］

ヒカルランド

「未来は医と癒しにあり、それは従来の医学の道とは違うものだと、私は突然に悟ったのだ」(著者)

英語の “heart” はハート、つまり心臓を指すが、心（こころ）と言う意味もある。“cosmic heart” を直訳すると「宇宙のハート（心臓）」となるが、「宇宙に通じる心」とも読める。つまり、広大無辺な宇宙と心臓との関係性を理解することが、人類が現在置かれている状況を解き明かす鍵となるだ。

驚いたことに、血液は毛細血管の中で動きを止めるのだ。これは、ガスや栄養、老廃物を効率よく交換するために必要なことである。血液は動きを止めたあと、わずかに振動し、静脈に入ると再び流れ始める。もし、血液が毛細血管の中で動きを止めているのなら、その力は心臓から来るものではなく、毛細血管から生じなければならない、ということだ。

ワシントン大学の生体工学の研究者・教授でジェラルド・ポラック博士は、水が3つではなく、4つの「相」で存在することを突き止めた。第4の相は、液体あるいはバルク状の水と、固相としての氷の間の、中間的な相である。

構造水ゾーンでは、バルク水よりも分子構造の密度が高くなる。だが、ここで最も重要なのは、親水性物質表面をバルク水の中に入れるだけで、実質的に外部からの影響を受けずに、バルク水とは異なる化学組成（pH)、電気組成（電圧)、分子構造（密度）をもつ構造水の層が親水性物質表面の隣に形成されることであり、これ自体が衝撃的な大発見なのだ。

血液の循環を理解するために極めて重要なことだが、親水性の表面を丸めて筒状にすると、その内側が構造水の層で覆われた親水性チューブができる。これも外部からの影響はなく、単に、親水性の表面とバルク水との相互作用の結果だ。

そして、このチューブの中で、驚くべきことが起こる。これも親水性チューブと水との相互作用による不可避の自然現象である電荷の分離の結果、バルク水はチューブの片側から反対側へ、そして外側へと流れ始めるのだ。しかも、この流れは、止める力が働かない限り、永遠と続くのである。

これは極めて重大な意味をもつ。なぜなら、水を流すための機械的作業を、たとえば、水の入った鍋に親水性のチューブを入れるだけで、無限に行えることになるからだ。

これは永遠のエネルギー生成装置ではないか！

もしかしたら必要なのは、ありふれたゼラチンタンパク質のような親水性物質と水だけで、その結果として「流れ」や「動き」が自然に生まれるのかもしれない。これほど革命的なことがあるだろうか？

その答えは、樹木の木部にある。水分や養分の通路となる木部には、親水性が極めて高い道管があり、負に帯電した構造水の層が管内を覆っている。

木部の中心には、溶けた栄養分と正電荷の陽子で満たされたバルク水があり、この陽子同士が反発しあってバルク水を上方に押し上げる。この上向きの流れは、管が途切れることがない限りずっと続く。

これは浮遊の力によるものである。シャウベルガーが仮定したように、この現象は4℃で最も勢いがあり、管内の流れが螺旋状または渦状である場合、つまり木の幹のゆるやかな動きにより木部の中心で起こるのだ。

このことは、自然の織りなす営みがいかに緻密で、正確で、奥深いかを物語っている。水のもつ4つの相のうち、生体に最も重要なのは2つの相である。構造水の相では電荷が発生して仕事をし、隣り合うバルク相の水はただ流れるだけである。

この流れを生み出す自然エネルギー源は数多く存在するが、最も強力なのは太陽の光だ。太陽の光は、植物にとって最も身近なものであり、かつ必要不可欠なものだ。太陽の光は親水性チューブを充電し、電気を帯びた構造水を作り出し、チューブ内のバルク水を永遠に流し続ける。まるで人生が喜びに満ちあふれたダンスであるかのように。

私たちは、調和がとれ、電気を帯び、超伝導を持ち、光に満ちた存在であり、こうした基盤こそが、医療や、地上におけるすべての生命の癒しのプロセスとなる必要があると考えている。

病気、健康、生命は絶えず変化し、流れ、入れ替わる動的なプロセスであるがゆえ、名詞ではなく動詞ととらえるべきである。こうした見方をしない限り、私たちは人を癒すことはできないだろう。

カバーデザイン　重原　隆
本文仮名書体　文麗仮名（キャップス）

この本は、孫のベン、サム、アミヤと、
これから生まれてくる孫たちに捧げる。

喜びにあふれ、
真実と自由に満ちた世界に生きてほしいという願いを込めて。

「人は私が狂っていると言うかもしれない。おそらくそうだろう。それでも、この世に一人くらい愚か者がいても問題はないはずだ。しかし、仮に私が正しく科学が間違っていたとしたら、主は、人類に慈悲を与えてくださるだろう」

――ヴィクトル・シャウベルガー

「涙は考えても出てこない。心が震えたときにあふれ出るものだ」

――レオナルド・ダ・ヴィンチ

目次

第1部　ヒューマン・ハート　世界一の死因である心臓病の原因と治療法

第1章　心臓はなぜ、いかにして病気になるのか⁉

第2章 血液循環は心臓ポンプではなく親水性チューブの仕組みによってなされているのか!?

第3章 医と癒しの未来はルドルフ・シュタイナーとウェストン・プライスが示していた!

第2部　コズミック・ハート
広大無辺な宇宙と心臓との関係性

第10章　宇宙のハートを探ることは、人類を死に至らしめる科学万能主義の呪縛を解くこと！

第11章 神経伝達と生命維持の超伝導の基本母体「ORME」金の宇宙形態について

第12章 愛と心臓が関係している？

第1部

ヒューマン・ハート
世界一の死因である
心臓病の原因と治療法

第1章

心臓はなぜ、いかにして病気になるのか⁉

いつも「なぜ?」と問い返す「疑り深いトーマス」だった私

ロッカールームのベンチにへたり込み、疲労困憊《こんぱい》した16歳の自分の姿を思い出す。チームメイトは、とっくにシャワーを浴びて帰宅している。そのうち、キャラウェイコーチがやって来て、「カウワン、1日中そこにいるわけにはいかないぞ、もう鍵をかけるぞ」と叫んだ。

別に怖くはない。ただ気になるだけだ。

週に5日、バスケットボールの猛練習をしているのに、なぜ体が思うように動かないのか分からない。私たちのチームは、ミシガン州のベスト10にランクされ、都市部の名門大学や時にはNBAに選手を送り込んでいる学校と比較しても、練習はとても苛酷《かこく》だった。キャラウェイコーチの指導は、高校のレベルを超え、10回連続ファウルショットを決められない生徒には、何周でも走らせた。私たちのスタイル、そして戦術は、相手チームをとことんまで追い込むことだった。

しかし、練習が終わったあとも、心拍数が1分間に72回から200回に急上昇しているので、それが治まるまで、じっと待つしかない。誰にも言わなかった。自分の体調の悪さが恥ずかしかったし、それを漏らすと貴重なプレータイムを無駄にしてしまうと思ったからだ。状態が落ち着くと、私は暗闇の中、重い足取りでデトロイト郊外の家まで帰った。

重い吃音と言語障害を克服する

私の最も古い記憶は、自室のクローゼットに隠れて、世の中に怒りを感じながらも、誰か（大体いつも母親）が現れて、優しい言葉をかけながら、自分を救い出してくれることを期待していた、というものだ。何がきっかけで、このような行動を取るようになったのかは覚えていないが、それが何度もあったことと、幼少期から1人遊びが好きで、他の子供と遊ばなかったことだけは覚えている。私はほどんど喋らなかった。言葉を発したとしても、Lの発音ができず、重い吃音《きつおん》と言語障害があった。

６歳のとき、両親は心配して、私を児童精神科に連れて行った。そこで医師には、「この子はよく考える子だから、そのうち思ったことを口にするようになるだろう」と言われた。以後、通院も治療もセラピーも一切なかった。このことは、今でも私の心に深く刻まれている。特に幼い子供を連れて、心配しながら訪れる両親を診察する際に、感謝の気持ちでいっぱいになる。

学校では言語療法を受け、言語障害を改善し、７歳には吃音はなくなった。スピーチの先生からは、言語障害を完全に治した生徒は、私１人だけだったと言われた。それは、もし私が得意なことがあるとすれば、何かを完璧に習得するための練習であり、特に他人と一緒にする必要がなく、自分だけでできる練習だったからだ。何時間も何時間も鏡の前で、正しい舌の動きを練習し、Ｌで始まる単語を繰り返し発音した。

同様に、私は自分が体験したあらゆるスポーツを繰り返し練習してきた。3歳になると、父が高々と投げ上げるボールをキャッチできるようになった。その後、寝室にバスケットボールのコートを作り、絨毯《じゅうたん》をすり減らしたこともある。ゴルフは何時間も練習し、ホッケーは、靴箱にパックを何度も打ち込み、ゴムボールは家の壁に描いたストライクゾーンに向かって繰り返し投げ続けた。いつも1人で、テクニックとフォームを完璧にすることに没頭していた。6歳のときでさえ、投げるときのぎこちなさや、リバース・レイアップ（後ろ向きのレイアップシュート）の足さばきの乱れは許せなかった。できないなら、できるようになるまで練習し、フォームもスタイルも完璧を求めた。私は、一旦決めたら、必ずマスターし、筋道を立てて行動したいタイプだった。

この「極めたい」という気持ちが、自然と懐疑心へと導かれたのだろうが、大人になって世の中のさまざまな物事から「目隠し」される前の子供にはありがちだ。私は歴代アメリカ大統領の順番をひたすら暗記し、先住民やその生活に関するありとあらゆる本を読んだが、アメリカの歴史は、昔から、お金や土地、財産や権力に対する欲に動かされており、あらゆる人に自由と正義を与えようと謳っているのに、私にはどうしても腑に落ちなかった。そして、たとえば金（ゴールド）がなぜそこまで注目されるのか、その意味を真剣に知ろうとしたのを覚えている。私は食べることが好きで、お金についても実用的だった。だから、食べられない上、固有の価値もなさそうな金について、皆がそれほどこだわる理由が、少なくとも私には理解できなかった。劣化しないもので、商取引に使えそうなものはいくらでもある。なぜ、金なのか。私は早くから、大人の説明は意味がなさないことが多いと感じていた。

私は時々、教師から「疑り深いトーマス」（聖書に登場する、疑り深かったといわれるイエスの使徒）と呼ばれた。権威者や指導者をなかなか受け入れられず、私が「なぜか？」と尋ね、「誰かがそう言ったから」という答えが返ってきた場合、特にそう呼ばれた。私はそれなりに、矛盾した世界で生きる術を身につけたが、その矛盾が消え去ることは決してなかった。父と祖父は歯科医で、私は医者になるべき人間なのだということを、嫌というほど思い知らされた。父の友人のクライン先生の診療所で丸一日を過ごすことはしばしばあった。「息子のトミーです。いつか医者になりたいと思っています」ある日、肥満のアフリカ系アメリカ人の患者が、慢性の咳がなかなか止まらないと訴えて来院した。

「クライン先生、どうして咳が治らないのでしょうか?」

私はそばで聞いていた。

「デトロイトの空気が悪いからですよ」と彼が答えると、「それなら先生はなぜ咳をしないのですか?」

私は爆笑した。それ以来、招待されなくなった。

そのころのデトロイトでは、人種間の対立が深刻だった。私が通う郊外の学校では、生徒の2割がアフリカ系アメリカ人で、団地からバスで通学していた。残りのほとんどはユダヤ人だった。ユダヤ系とアフリカ系アメリカ人の生徒同士にはほとんど接点がなく、一緒に授業を受けることもなく、交流することもなく、もっぱら争いごとで顔を合わせる程度だった。けれども私は、全員が黒人で非常に優れたバスケットボール・チームのスター選手の1人だった。私は決して歓迎されたわけではないが、しぶしぶ受け入れられた。それは、私が完璧なジャンプ・シュートなど、使える技術を持っていたからだろう。私は師匠と呼ばれていたのは、シュートが打てたからで、あだ名として定着した。

本物の鼓動に指を触れる感触

夏になると両親に送り出されるキャンプが大嫌いだった。そこでは、キャンプ生活の指導員が、私に1人で好き勝手させるのではなく、集団行動に参加させようとしたからだ。ただ、毎年、カナダのオンタリオ州北部にあるアルゴンキン州立公園の大自然の中で、1週間にわたるカヌーの旅だけは違った。ここは、カヌーのためのルートが全長約1・6キロメートルにわたりつながっているまさに楽園だ。このカヌーの旅は、デトロイト市街の日常にあってはとても味わうことのできない、心地よい感覚を私に与えてくれたのだ。私は、とても嬉しく、とても心穏やかで、毎日毎日、他人と密接に関わることが苦にならないほどだった。

17歳のとき、姉と数人の友人とで、アルゴンキン州立公園で1週間のカヌー旅行に出かけた。それはまるで魔法のようだった。平和で開放感があって、仲間との関係も深まり、今まで経験したことのないほど感慨深かった。

最終日の夜、すっかり名前を忘れてしまった湖の真ん中に浮かんでいた私たちは、オーロラのショーを1時間も見ることができた。オーロラは誰が見ても感動するものだが、特に私たちにとっては、その存在を全く知らなかったので、とてもセンセーショナルだった。旅の最終日とドライブの帰り道は、神や私たちの神秘的な体験について考え、語り合った。

オーロラの光は、私に謙虚な気持ちと、自分が何らかの形で宇宙とつながっているという感覚を初めて与えてくれた。私は、まるで本物の鼓動に指を触れたような気がした。心の底から、真実に迫るような、とてつもなく強大なものを体験していることが分かったのだ。

自分自身の心臓を原点とするヒューマン・ハートとコズミック・ハートがある⁉

　私はこれまでずっと、心臓の存在に対して畏敬の念を抱いてきた。それは医学的、身体的、解剖学的な意味においても、またより広義に、精神的、神聖な意味においてもである。心臓は、私がこれまで直面した中で唯一の深刻な健康状態をもたらした。それと同時に、愛とは何か、他の人間や世界と真の意味でつながるとはどういうことか、かつてないほどの気づきを私に与えてくれたのである。心臓が体内でどのような働きをするのかを理解するのに苦労し、また医師として個人的、職業的な歩みをする上での羅針盤として、肉体的、知的な挑戦を私に与えてくれた。初めて世の中と向き合った少年時代、人を癒し、元気づけるために、若き医師として歩み始めたころ、そして、今こうして年を重ね、夫として、祖父として、人生を振り返ると、その中心には必ず、自分自身の心臓を原点とする、ヒューマン・ハート、コズミック・ハートがあることに気づかされるのだ。

私は、人生を顧みる中で、孫の世代を見据えたとき、心臓は病気の原因になり得るものであり、あまりにも多くの人にとってそうである一方、健康づくりの源にもなり得ることを実感している。そして、私たちはより深く、より正確に心臓を動かすものがなんであるかを理解する必要があると考えている。血液がどのように体内を循環しているのか、心臓がなぜ、どのように病気になるのか、傷ついた心臓をどのように癒すのかについての認識を見直すべきである。私たちはこれを、社会とその不公正、生態系と私たちが与えたダメージという視点から行う必要があり、それは心臓の治療と同様に、切り離して考えるのではなく、体全体という文脈の中で行うことが大切であろう。

第2章

血液循環は心臓ポンプではなく親水性チューブの仕組みによってなされているのか⁉

シュタイナーは「心臓はポンプではない」と見抜いていた⁉

1628年、イギリスの医師ウィリアム・ハーヴェイは、のちに循環器学において決定的な著作となる『動物の心臓ならびに血液の運動に関する解剖学的研究－岩波文庫（Exercitatio Anatomica de Motu Cordis et Sanguinis in Animalibus）』（通称『デ・モトゥ・コルディス』）を発表した。当時、ヨーロッパでは科学革命の嵐が吹き荒れていたが、この『デ・モトゥ・コルディス』は賛否両論を呼んだ。しかし、今日、ハーヴィーは、血液循環の研究、ポンプとしての心臓の描写、実証的な方法論、そして生気論に致命的な打撃を与えたことにより、最も重要な科学者、医師の1人と見なされている。

ハーヴィーが『デ・モトゥ・コルディス』を世に出すまでは、古代ギリシャの医学者ガレノスの考える循環説が一般的であった。ガレノスは、静脈血の源は肝臓であり、血液と精気は心臓から動脈系で流れているとする説である。

それに対して、ジェームズ1世、チャールズ1世、フランシス・ベーコン卿の侍医を務め、のちに魔術の疑惑から女性らを救うことになるハーヴィーは、血液を全身に運ぶエンジンとしての生命力という考えを否定した。今日でも、ほとんどの科学者は、目に見えない力が物事に作用するという考え方を否定し続けている。ハーヴィーは、心臓をポンプとして説明したが、これは現代の医学と生理学の最も重要な基礎の１つとなっている。

私は、ルドルフ・シュタイナーの考え方に出逢ったとき、すでに現代の世界観に幻滅していた。すなわち、支配的パラダイム、産業資本主義、あるいはそれをどう呼ぶにせよ、人類がさらに進化するために最も重要な３つの「こと」は、次のようなものだ、というのだ。

（１）人がお金のために働くのをやめること
（２）感覚神経と運動神経に違いがないことに気づくこと
（３）心臓がポンプでないこと

もともと多くのことに懐疑的だった私にとって、これらの思想、そしてそこから派生するシュタイナーの世界観との遭遇は、一部の人が経験するような耐え難い葛藤とは無縁だった。シュタイナーの考え方、世界のとらえ方に触れ、驚きはしたが、違和感はなかった。何より、家に帰ってきたような感じがした。ずっと知っていたが、初めて明確に表現されたものを見たような気がした。

シュタイナーの考えの中で私が最も興味を持ったのは、「心臓はポンプではない」というものだった。この考えは、その後何十年にもわたって私の心をとらえ続け、心臓や血液循環について学んだことすべてに疑問を抱くきっかけとなった。ここでいう「血液循環」とは、基本的に3種類の血管、すなわち、動脈、静脈、毛細血管における血液の動きを意味する。血液は心臓から出ると、まず大動脈弓《きゅう》から大動脈に入り、さらに細い細動脈に入り、「中間地点」つまり、毛細血管に合流する。

毛細血管は、1層分の厚みをもつ血管で、血液と組織の間で栄養とガスの交換が行われる。毛細血管は広げると巨大で、サッカー場1面分以上に相当する。[1] 血液は毛細血管を出た後、最も小さい静脈に入り、心臓に戻る。この小さな静脈から徐々に太い静脈へと進み、最終的に下大静脈や上大静脈など最も太い静脈に入り、全身を巡った血液が心臓や肺に戻される。この血液循環の目的は、酸素や栄養素を豊富に含んだ血液を必要な組織に運び、また、酸素や栄養素の乏しい血液を心臓や肺に戻し補うことだ。

語源的な関連性はないが、動脈（英語はarteries）は、火星（英語はarsまたはMars）、静脈（英語はveins）は金星（英語はVenus）という言葉から、それぞれ宇宙につながる、あるいは私たちが住む惑星のものではない、ということを連想させる。そして心臓は、何千年もの間、人々が太陽と結びつけてきたもので、典型的な男性原理と女性原理の間に位置している。血液の循環にはそれぞれ典型的な病気のパターンがある。動脈は、主に男性に多い高血圧症が発生しやすい場所であり、静脈は、主に女性に多い静脈瘤が発生しやすい場所である。

血液の動きが最も速いのは、流れる経路が比較的少ない大きな動脈と静脈であり、一方、血液の動きが最も遅いのは、経路が非常に多い毛細血管である。これは、川を流れる水の動きと似ている。川幅が狭いところでは最も速く、支流に流れ出すと遅くなり、湿地帯へ流れ込むと最も遅くなる。

ところが驚いたことに、実際には血液は毛細血管の中で動きを止めるのだ。これは、ガスや栄養、老廃物を効率よく交換するために必要なことである。血液は動きを止めたあと、わずかに振動し、静脈に入ると再び流れ始める。

しかし、もし血液が循環の中間地点で動きを止め、そこからもう一度動き始めるとしたら、一体どんな力が、その止まった状態の血液を動かし、毛細血管から心臓に戻るまでの間を動かしているのだろう？

毛細血管の中に、血液を前進させ、上昇させるポンプがあるのか？　毛細血管には、ポンプ機能のような「活力」があるのだろうか？

こうした疑問は、血液の循環を理解する上で、避けて通れない問題だ。しかし、1つだけはっきりしていることがある。もし、血液が毛細血管の中で動きを止めているのなら、その力は心臓から来るものではなく、毛細血管から生じなければならない、ということだ。

毛細血管で血液が再び動き出す瞬間を正確に理解するためには、水のもつ特性について知ることが重要だ。それは、血液がどのように、そしてなぜ動くのかを解き明かす上で、欠かせない手がかりになるからだ。私たちは理科の授業で、物質には固体、液体、気体の3つの状態で存在することを習う。いかなる物質も条件によっていずれかの状態で存在し、それが存在し得るすべての状態であると教えられてきた。

しかし、水について考えてみると、その特性は、現代科学の根幹をなすこの三態モデルに反しているように思われる。気体から液体、そして固体になるにつれて、分子同士の間隔が狭まり、物質が密になると学ぶ。その場合、液体では気体の状態より重くなり、固体では液体より密度が高くなり重くなるはずだ。

たとえば、水銀は液体の方が気体より重く、固体の水銀は液体の水銀の中に沈む。しかし、水の場合はそうならない。水の場合に限り、固相（氷）は液相（水）に浮く。もし、固体である氷が液体である水より重ければ、私たちが知るようでな水生生物は存在し得ない。

表面張力とは、水の表層が極端に「厚い」あるいは「力がある」という、驚くべき特異な性質のことで、誰もが目撃したことがあるはずだ。

ほとんどの科学的な説明では、空気と水の界面で、水の最も上の3〜4の分子層の分子構成を変化させ、「より密度が高くなる」力を発生させるからだとしている。

しかし、果たして、3〜4分子程度の厚さの水の「層」で、水上スキーや、重い石で水切り遊びをすることができるのだろうか？　仮にそれが事実であったとしても、この高密度な水の分子構造が変わるということは、何を意味するのだろうか。

それは水なのか、それとも違うのか？　もし、水とは別の分子構成だとしたら、何と呼べばよいのだろう？

血流を生み出す構造水、バルク水、親水性チューブ

ジェラルド・ポラック博士は、ワシントン大学の生体工学の研究者・教授で、長年にわたって水の特異な性質、いわゆる第4の水の相を解明し続けている。

ヴィクトル・シャウベルガーは、オーストリアの森林学者、発明家、知識人で、1958年に亡くなっている。ポラックとシャウベルガーの研究を合わせて見てみると、驚くべき水の「振舞い」が見えてくる。

ジェラルド・ポラック博士の水の第4の相と血流の関係は⁉

ポラックは、水が3つではなく、4つの「相」で存在することを突き止めた。第4の相は、液体あるいはバルク状の水と、固相としての氷の間の、中間的な相である。この第4の相には、さまざまな名称がつけられてきた。ポラックは「排除帯」あるいは「排除層」と表現しているが、その他にも「コロイド相」、「ゲル

相」、「構造水」などと呼ばれている。私が構造水と呼んでいるのは、この特異な相の最も重要な点が、バルク水に比べてより高度に構造化されているからだ。

ポラックは、著書『第4の水の相－固体・液体・気体を超えて（The Fourth Phase of Water)』（ナチュラルスピリット刊）の中で、構造水がどのように形成されるかを説明している。親水性のゼラチンやナフィオン（プラスチック）の表面を水中に置くと、常に構造化された水の領域が形成される。その厚みは、親水性物質の表面の電荷と、その他の要因によって左右されるが、これについては第7章で詳しく説明する。

親水性物質がバルク水を構造水に転換する能力は、強力な親水性をもつゼラチンなどのタンパク質を適切な条件下で水に入れると、しっかりとした構造水の「ゲル」ができることからも説明がつく。こうして作られるのがゼリーであり、このことからも、第4の水の相の特性について、いくつかのヒントを得ることができる。この第4相の水は、ある温度（4℃前後）で最もよく形成され[2]、バルク

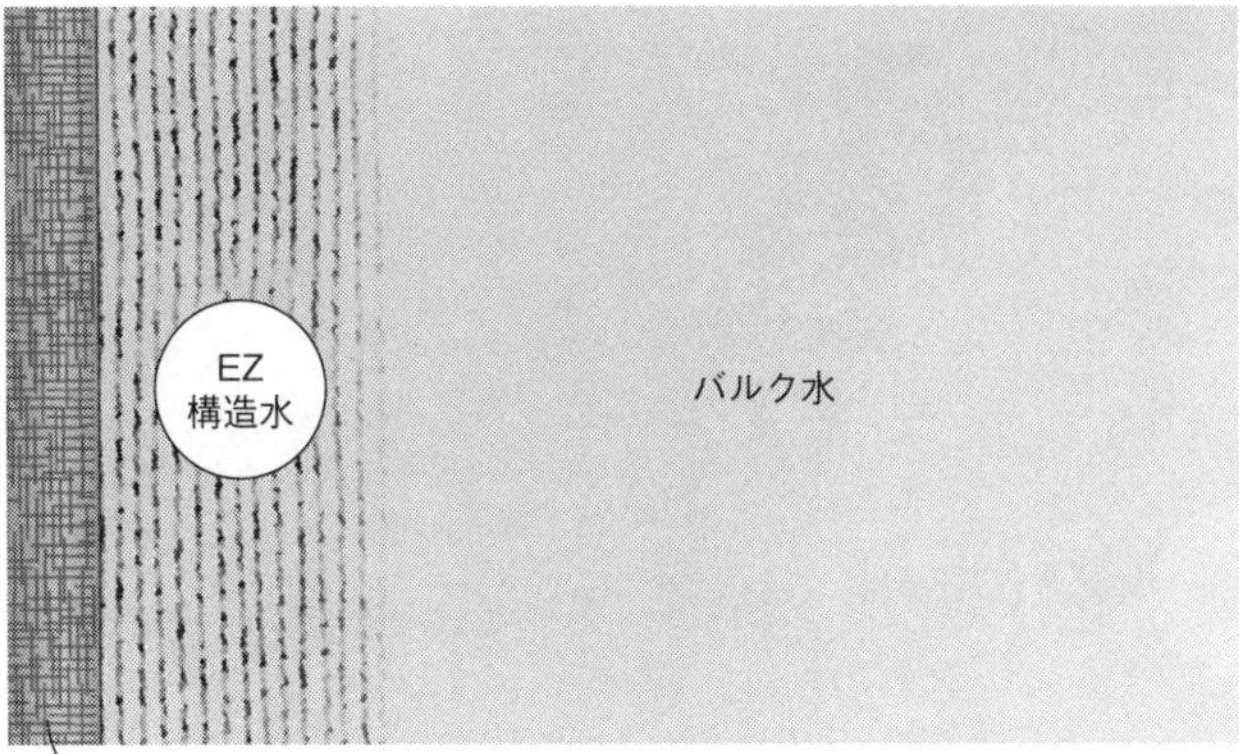

親水性物質、たとえば、ゼラチンやナフィオン（プラスチック）を水中に入れると、構造化された水のゾーン（帯）が形成される。このゾーンは、毒素や溶質その他の物質を排除することから、排除層（Exclusion Zone：EZ）と呼ばれることもある。ジェラルド・H・ポラック『第4の水の相（The Fourth Phase of Water）』（ワシントンDC：エブナー・アンド・サンズ出版、2013年）xxii より許可を得て転載。

水を高度に構造化する。ゼリーが体積比で96％以上水であるにもかかわらず（加熱して水に戻さない限り）外に漏れないのは、このためである。

親水性の高い物質、特にタンパク質が水を構造化するこの能力は、生物が生きていく上で中心的な役割を担っている。生体系における水の大部分は、構造化された水の状態、つまりゲル状で存在する。私たちの体は、約70％が水であるにもかかわらず、ゼリーのようになっている

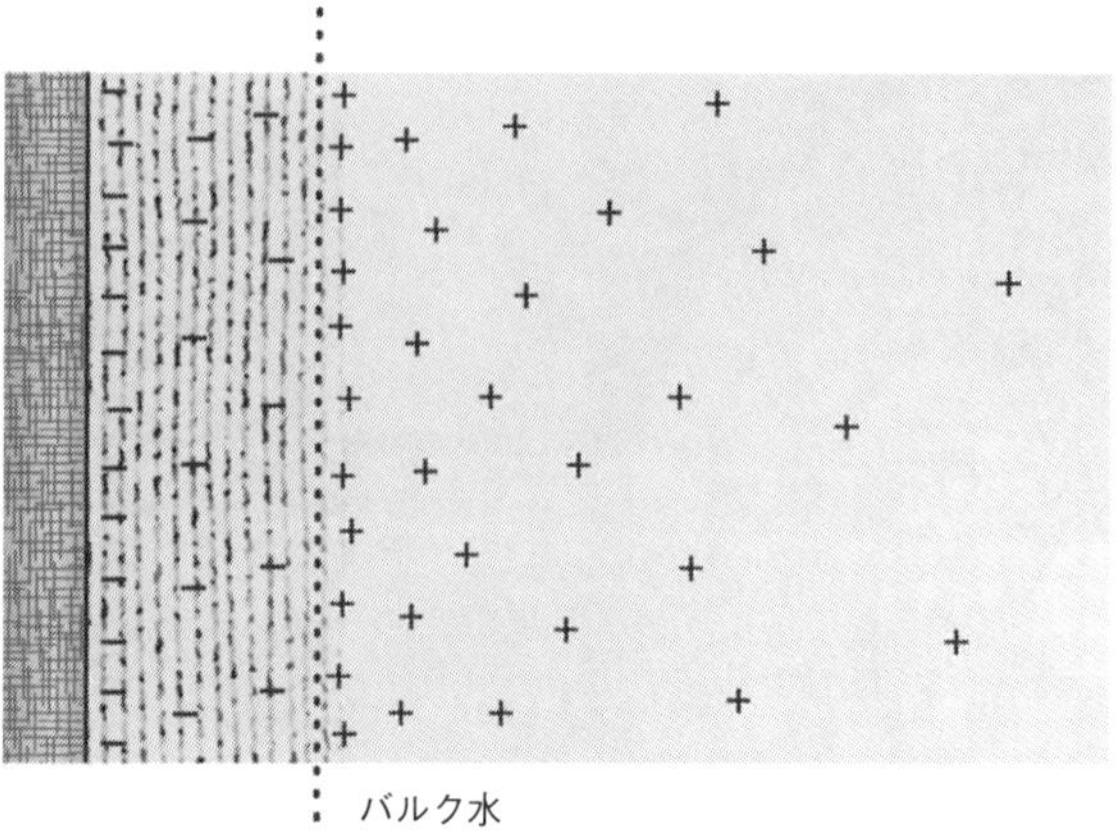

水が構造化されると、電荷が分離する。構造化された水は負に帯電し、バルク水は正に帯電する。ポラック、82より許可を得て転載。

ので、組織から漏れ出ないのはこのためである。

　こうした親水性表面のすぐ隣に形成される構造水には、実に興味深い性質がある。たとえば、バルク水に比べ粘着性が増す。また、構造水の層には、自由電子が豊富に存在するため、負の電荷を帯びている。この自由電子は、水が構造化される過程において、ごく自然に存在するものである。水は構造化されると、同様に負に帯電する。この現象は、構造水のゾーンに電圧計を入れ、バルク水ゾーンに入れた電圧計の測定値と比較することで確認できる。[3]

(a)

(b)

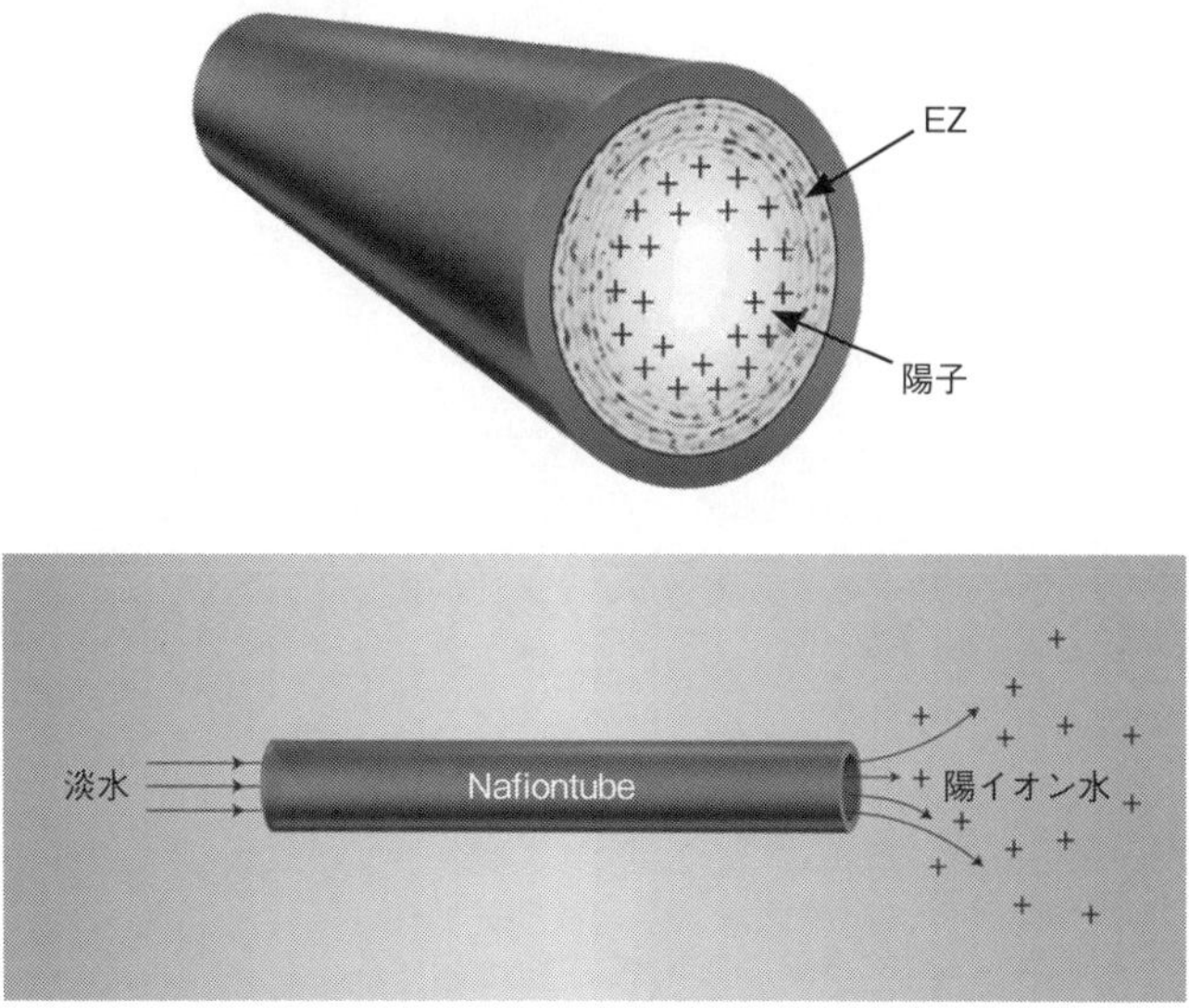

管の内側に構造水層がある親水性チューブ。ポラック、75より許可を得て転載。

構造水のもう1つの特性は、構造水ゾーンのpHがバルク水とは異なることで、これもまた慎重にpHを測定することで確認できる。[4] 構造水とバルク水とでは、他にも物理的な違いがある。構造水ゾーンでは、バルク水よりも分子構造の密度が高くなる。だが、ここで最も重要なのは、親水性物質表面をバルク水の中に入れるだけで、実質的に外部からの影響を受けずに、バルク水とは異なる化学組成(pH)、電気組成(電圧)、分子構造(密度)をもつ構造水の層が親水性物質表面の隣に形成されることであり、これ自体が衝撃的な大発見なのだ。

次に、血液の循環を理解するために極めて重要なことだが、親水性の表面を丸めて筒状にすると、その内側が構造水の層で覆われた親水性チューブができる。これも外部からの影響はなく、単に、親水性の表面とバルク水との相互作用の結果だ。そして、このチューブの中で、驚くべきことが起こる。これも親水性チューブと水との相互作用による不可避の自然現象である電荷の分離の結果、バルク水はチューブの片側から反対側へ、そして外側へと流れ始めるのだ。しかも、この流れは、止める力が働かない限り、永遠と続くのである。

これは極めて重大な意味をもつ。なぜなら、水を流すための機械的作業を、たとえば、水の入った鍋に親水性のチューブを入れるだけで、無限に行えることになるからだ。

これは永遠のエネルギー生成装置ではないか！

なぜ、こんなことが可能なのだろう？　電荷の分離（電圧）は一体どこから来るのだろうか？　この事実は、流れや動きの結果である「エネルギー」を生み出す仕組みに、大きな影響を与える。現在、エネルギー需要の大部分は、石油、天然ガス、重力（水力発電用ダム）、原子炉など、水流を利用したものでまかなわれている。私たちは、これらの動力源を用いて電荷を分離し、電圧を発生させ、それを電気と呼んでエネルギーを生み出している。しかし、もしかしたら必要なのは、ありふれたゼラチンタンパク質のような親水性物質と水だけで、その結果として「流れ」や「動き」が自然に生まれるのかもしれない。これほど革命的なことがあるだろうか？

シャウベルガーが目にした水に宿る「浮遊の力」と重力の調和

ヴィクトル・シャウベルガーは、この問題に別の視点からアプローチしている。シャウベルガーは、13世紀から続く森林官の家系に生まれ、幼いころから森の中で暮らし、その自然の営みを観察しながら育った。特に、森に息づき、そこに流れる水に強い関心を寄せていた。彼の水への洞察力、数多くの発明、エネルギー生成や農業に関する業績は、多くの書籍や記事、ビデオで取り上げられてきた。そして、彼が発見した数々の応用技術が、特に水の流れのメカニズムを利用したディバイスや、農具が、今日でも広く使われている。私が長年庭で使っている銅製の道具や、家族で飲んでいる構造水を作るボルテックス（水を渦巻きの流れにする）装置も、シャウベルガーの発明によるものだ。

人体における血液の流れを理解する上で、シャウベルガーはこのプロセスに光を当てる重要な考察を行っている。まず、川が元気であること、つまり、クリーンでピュアな水が絶えず流れ、多様で豊かな動植物の営みを支えるためには、2つの要素が必要であるという。1つ目は、川の水の流れが、渦巻き状や螺旋《らせん》状になっていることである。2つ目は、水の温度、特に夜間は、水が第4相（構造相）に存在しやすい4℃か、それに限りなく近い温度であることだ。

この2つの要素が満たされていることを知る手がかりは、川に生息する鱒《ます》の習性を観察することで得られる。シャウベルガーは、元気な水は、重力と浮力のバランスが保たれているという。[6] そのため、上流の玉石の渦の中にいる鱒は、この２つの力のバランスで、いつまでも動かずにいることができる。渓流の中でじっとしたまま、養分が運ばれてくるのを待つ。鱒は産卵時にのみ移動したり、体力を発揮したりするのだ（このシャウベルガーの話を初めて読んだ時、私の知る大勢の男たちとどこか似ていると思わずにいられなかった）。この至福の時を過ごした鱒は、丸々と太り、味も良く、生命力にあふれた栄養分をたっぷり蓄えていた。あるとき、シャウベルガーが真夜中の森を探索すると、驚くべき現象を目にした。「好条件の滝では、流れ落ちる水の中で、このエネルギーの動きが光の道筋として現れることがある。鱒が利用するのは、このエネルギーである[7]」。

人の手の入らない自然の中で暮らしていると、人はしばしば豊かな観察力を身につけることができる。シャウベルガーが目にしたのは、水に宿る「浮遊の力」である。これは、川の中で渦を巻いて上へと流れていく力だ。この力の「線」にうまく乗って、元気な鱒はたくましく生きていくのだ。もちろん、これらの要素は一定の条件が満たされたときにのみ存在する。言い換えれば、森が手つかずであること、木々が川を覆い続けていること、水路にダムがないこと、そして流れが人工的ではなく自然であることだ。これらの条件が揃ったとき、浮遊する力と重力の調和を感じることができ、また、川のそばにいれば、鱒の優雅な営みを目にすることができるだろう。

森が伐採され、水路が整備され、浚渫《しゅんせつ》されると、浮遊する力が損なわれ、鱒は流れの中で体勢を維持するために命がけで泳がなければならなくなる。しかし、筋力で上流に泳ぐにはあまりにも消耗が激しく、結局は無駄な苦労の連続となる。これは、生涯上流を泳ぎ続け、日に日に疲弊し、衰弱し、病んでいく産業人の苦境に似ていなくもない。

ここで重要なのは、この浮遊する力、つまり水の流れをスムーズにする力は、一定の条件である、温度と流れの力学（螺旋や渦を描く流れのパターン）に左右されるということだ。これらの条件が揃えば、生命は安らぎに満ち、健康は当然の結果としてもたらされる。まさに、それが構造水の自然な状態である。そして、この構造水の自然な状態こそ、私たちの循環器系における血液の流れの基礎となっているのである。

地上90メートル級の樹木における構造水とバルク水による上向きの流れ

シャウベルガーの浮遊の力のメカニズムと、ポラックの構造水の特性を組み合わせることで、生体系における水の流れが見えてくる。血液循環の話はさておき、ここでは、どうやって樹液が地面から90メートル以上のセコイアの木の頂点まで流れていくのか、そのメカニズムについて考えてみよう。従来の科学では、水を毛細管に通して垂直に上に流す場合、高さ10メートルを超えると重力によりそれ以上流れなくなるとされている。これはいわゆる大気圧の限界値として知られている。しかし、高さ10メートル以上の樹木はいくらでもあり、樹液は木の先端まで流れている。蒸散作用で、若干の上向きの流れは説明できるが、うまくいった場合でも、15メートル以上にはならないだろう。[8] では、この矛盾をどう考えればよいのだろうか？

その答えは、樹木の木部にある。水分や養分の通路となる木部には、親水性が極めて高い道管があり、負に帯電した構造水の層が管内を覆っている。木部の中心には、溶けた栄養分と正電荷の陽子で満たされたバルク水があり、この陽子同士が反発しあってバルク水を上方に押し上げる。この上向きの流れは、管が途切れることがない限りずっと続く。

これは浮遊の力によるものである。シャウベルガーが仮定したように、この現象は４℃で最も勢いがあり、管内の流れが螺旋状または渦状である場合、つまり木の幹のゆるやかな動きにより木部の中心で起こるのだ。このことは、自然の織りなす営みがいかに緻密で、正確で、奥深いかを物語っている。水のもつ４つの相のうち、生体に最も重要なのは2つの相である。構造水の相では電荷が発生して仕事をし、隣り合うバルク相の水はただ流れるだけである。

この仕組みの原動力となるエネルギーはどこからくるのだろうか？　先述のチ

ューブでの実験を完全に鉛で覆われた箱の中で行うと、親水性チューブ内には流れは生じない。しかし、水の入ったチューブを入れたビーカーを、太陽の光や、手のひらから出る赤外線、あるいは大地からの健全な電磁場にさらすと、流れは再開する。この流れを生み出す自然エネルギー源は数多く存在するが、最も強力なのは太陽の光だ。太陽の光は、植物にとって最も身近なものであり、かつ必要不可欠なものだ。太陽の光は親水性チューブを充電し、電気を帯びた構造水を作り出し、チューブ内のバルク水を永遠に流し続ける。まるで人生が喜びに満ちあふれたダンスであるかのように。

あらゆる生体系は「親水性チューブの仕組み」により成り立っている

さて、これで私たちの動脈や静脈で、血液がどのように流れているかをイメージしやすくなったのではないか？　広大な毛細血管網で流れを止めていた血液は、ガスと栄養が交換され、老廃物が回収されると、そこから再び流れ始める。血液は上へ上へと流れ、どんどん大きな血管に合流し、静脈血は目的地である心臓にたどり着く必要がある。小静脈はとても狭い親水性の管でできているが、太陽の光にさらされ（光が体を通り抜けることを確認したければ、暗い部屋で懐中電灯を手のひらに当ててみると分かる）、大地からの良い電磁波を拾い、できれば人や動物の温もりや触れ合いを「感じる」ことで、この細い静脈の内側にも、チューブ状の構造水の層が形成されるのである。この構造水の層の中心には、ギュッと凝縮された陽子同士が反発し合う正電荷のバルク水が存在する。血液は上へ上へと動き出す。大きな「場」が合体して荒れ狂う中央の流れになると、どんどん速くなる。もちろん、この上方への動きには、手足の筋肉の収縮も影響するが、流れをつくる螺旋状の動きを維持するために役立っているに過ぎない。また、流れが弱くなったときに、血液が重力に耐えられるように弁がある。しかし、ここで注目すべきは、太陽の光、大地からのエネルギー、そして生物が放つ赤外線を動力源とする親水性チューブの仕組みこそが、あらゆる生体系において、豊かで力強く、絶え間ない流れを保つために本当に必要なものであるということだ。バルク水は老廃物と栄養分を運び、構造化された層は、組織を動かすための電圧（エネルギー）を生み出す。すべての生き物がそうであるように、私たちも大地と太陽からパワーをもらっているのだ。

この理論をもとに、静脈瘤やうっ血性心不全、血行不良の本当の原因を探ることができる。これらの体調不良は、体内における水の構造層が、うまく形成されない場合に起きる。ちょうど、森が切り崩され、太陽と大地から遠ざけられ、質の悪い食べ物と水を与えられているような状況だ。

こうして心臓病のメカニズムが見えてくる！

心臓病の原因とされる動脈硬化は、血管が何らかの形で傷つき、それにより炎症が起きたりすることで進行する、と考えられている（第7章参照）。ポラック博士は、血管を覆う厚く粘性のある構造層を、毒素や溶質などの物質を排除することから、排除帯、または排除層と呼んでいる。この層が、炎症による損傷から血管を守っている、というのが私の考えだ。この構造化された保護作用のあるゲル状の層が正しく形成されないと、血管壁（主に動脈または高圧部）が損傷し、炎症を起こす。血管壁は高圧から身を守るために、プラークを形成するのだろう。

1628年、ウィリアム・ハーヴィーが発表した『デ・モトゥ・コルディス』は、生命力が人体における血流の原動力であるという概念に終止符を打つことになった。心臓が人体内の血液の動きを駆動する力であるという説は、今日に至る機械論的医学体系の確立への決定的な第一歩となったのである。

ハーヴィーが人間や動物の循環器系の仕組みについて価値ある考察をしたことに異論はないが、おそらく古代の医師らは、私たちが信じ込まされてきたほど間違ってはいなかったのであろう。もしかしたら、近年再発見された水の特異な性質は、水が生命の担い手であり、そしてこの第4の相の特性こそが、私たちの血液循環を促す真の「生命力」であることを明らかにしているのかもしれない。

もしもそうだとしたら、これまでの機械論的なとらえ方から、人間が本当はどう機能しているのか、今こそ解明するときではないか？　血液の循環と血液を動かす原動力について、現実的にとらえることが、自然界に息づく癒しの力を、長い間忘れていた私たちが、取り戻すための出発点になることを期待したい。

第3章

医と癒しの未来はルドルフ・シュタイナーとウェストン・プライスが示していた！

ミザリー・インデックス（悲惨指数）を超えて

デューク大学から動物学の学士号を受け取って卒業した日、私は嫌悪感を抱いていた学校制度から解放されたと思う一方、自分には何の技術もなく、次に何をしたら良いのか分からないという不安も感じていた。

サンフランシスコに向かい、デトロイト時代の友人たちと共同で家賃無料の家に住み、街の中や海岸沿い、近くの公園や森をぶらぶらと歩き回った。しばらくして仕事を探し始めたが、幸いなことに職は見つからなかった。

幸いと言ったのは、ちょうどイヴァン・イリッチの著書『The Right to Useful Unemployment（訳：有益な失業への権利）』を読んでいて、彼が社会のミザリー・インデックス（悲惨指数）について書いていることに衝撃を受けたからだ。

古典派経済学では、ミザリー・インデックスは実在する。少なくとも古典派経済学でいうところの「実在するもの」だ。アメリカの経済学者アーサー・オークンが考案した経済指標で、トルーマン政権時代から採用されている。

大まかには、失業率とインフレ率を足して算出され、この数値が高いほど、社会の不幸度が高いことを示している。ミザリー・インデックスによると、ジョンソン大統領（指数６・77）、ケネディ大統領（７・14）、クリントン大統領（７・８）の時代のアメリカ人の不幸度は、フォード大統領（16・00）とカーター大統領（16・26）時代よりもはるかに低いとされている。社会的不幸が最も増加したのは、ニクソン大統領とカーター大統領の時期である。そして、社会的不幸が最も減少したのは、レーガン大統領とトルーマン大統領の時代だ。[1]

イリッチは、すべてのことにおいて視点が違った。ある社会のミザリー・インデックスを計算する場合、最も重要なのは雇用率である。伝統文化や原住民の文化では、その数は急速に減少しているものの、「職」をもつ人はわずかでも、多くの人が幸せに暮らしている。しかし、先進国や、それになろうと躍起になっている国では、雇用水準が高い反面、不幸の割合も高い。これは、今日でも同じことがいえる。ただ、その測定方法が異なるだけだ。

たとえば、世界保健機関は、2020年までに、うつ病が世界的な疾病負荷の原因第2位になると予測している。[2] うつ病は現代病であることを示すエビデンスも増えてきている。2012年の研究では、「慢性疾患の負荷の増大は、過去における人類の環境と現代生活との間に生じた社会的ミスマッチに起因しており、うつ病の罹患率上昇の中心的要因となっている可能性がある。

また、社会資本の減少、格差や孤独の増大は、うつ病を引き起こしやすい社会環境の背景にあると考えられる。現代人は、栄養過多、栄養失調、過度のデスクワーク、日光不足、睡眠不足、そして社会的孤立をますます強めている。これらのライフスタイルの変化は、それぞれが身体的健康の問題を引き起こし、うつ病の発症や治療に影響を及ぼす[3]」

職があっても、嫌な仕事なのにお金のために働かねばならないのは辛いものだ。職がない人は、職がないために役立たずとみなされ、惨めな思いをする。ちなみに、イリッチは貧困を美化していたわけでは決してない。彼は「現代の貧困」を、グローバルな産業資本主義によって育まれてきた現象であると、表現しているのだ。

20歳のころ、この言葉は私にとって大いに納得のいくものだった。実際、今でもそうだ。

そのため、職業選択には自らにかなり厳しい制約を課した。ずっと興味をもっていた2つのことを実体験しようと、平和部隊に応募することにした。それは、伝統文化とアフリカに関することで、私はガーナを拠点とする農業プログラムに合格し、ミシガンに戻って研修を受け始めた。

ところが、平和部隊での活動に必要な身体検査の結果、私の心臓に何らかの異常があると主治医が判断し、紹介された心臓専門医に、心臓肥大とウォルフ・パーキンソン・ホワイト症候群（WPW症候群）と診断されたのだ。この症例を研究、発表した3人の医師の名前が由来のこの症候群は、心臓の上側に位置する心房（上室）と下側に位置する心室（上室に対比し、下室ではなく慣習的に心室と呼ばれる）の間に、副伝導路と呼ばれる電気的な経路が余分にあるために、心拍の異常（頻脈）が発生する珍しい病態である。専門医は、私の治療を拒否した。

国外に飛び出して、何か意味のあることをする絶好のチャンスだと思った私は、必死で別の意見を求めて奔走した。そして、ある心臓専門医を見つけ、単純に上室性頻拍（ＳＶＴ）と診断された。これは、心臓の不適切な電気的活動に関連した心拍の異常である。

通常の「電気回路」では、電気信号は左心房の洞房結節（ＳＡノード）から始まり、神経組織の「電線」を通って左心室へと伝わるが、私はＳＡノードから心室へつながる第2の「電線」を持って生まれてきたということだ。

問題は、この副伝導路を通る刺激が異常な速度で伝わることで、私の場合、毎分およそ１８０〜２００回もの脈を打つことになる。若いころは、高校時代のバスケットボールの練習のように激しい運動をした後でなければ、心臓の動きはすべて順調だった。その場合でも、数分休めばなんとかなった。私は決してコンディションが悪かったわけではなく、心臓の伝導系がおかしかったのだ。

しかし、診断よりも重要なことは、この医師が私にアフリカ行きを認めてくれたことだ。ただ、ガーナへの派遣はすでに時間が経過していたため、断念せざるを得なくなった。そのため、スワジランドに赴任し、その地で一番の田舎にある小学校で園芸を教えることになった。

シュタイナーのアントロポゾフィー医学

数ヵ月後、私がスワジランドに赴任したとき、80キロ圏内に白人は1人しかいなかった。その白人はローデシア軍から逃れ、南アフリカでバイオダイナミック農法に出会い、その後スワジランドにたどり着いたという人物だ。自分の小さな庭をもっているクリスという男性は、地元の学校にスワジランドで唯一のバイオダイナミック農園を作るのを手伝ってくれた。

私たちは、半エーカー（約2000平方メートル）の敷地に、生徒1人あたり4平方メートルずつ菜園スペースを設け、化学肥料を使わず、コンポストで健康な土壌づくりを基本とした統合システムを考えていた。ところが、実際には、畑がよく手入れされているところとそうでないところがあり、豆やトマト、ニンジン、レタスの収穫作業を始めることにしていた前日、何者かに畑を荒らされ、すべて盗まれてしまった。その後、私たちのやる気はそがれ、農園は元通りにならなかったが、それでもやって良かったと思っている。

クリスはまた、大量の本を私に持たせてくれた。夕方になると、私は、村長が住む泥と茅葺き屋根の小屋の自室に戻り、ろうそくの明かりでそれらの本を読んだ。日が沈むと村では何もすることがなかったため、私はクリスがくれた本をすべてむさぼり読んだ。とりわけルドルフ・シュタイナーの本や、アントロポゾフィー医学（人智学医療）に関する本は、夢中になって読んだ。シュタイナーとその教え子たちが語る医者の姿は、私がそれまで出会ったものの中で最も心を動かされるものだった。

ルドルフ・シュタイナーは、人間は3つの部分からなる有機体であり、頭部を中心とした神経系、心臓と肺を中心とした律動系、そして腹部を中心とした代謝系で構成されていると考えた。シュタイナーはまた、社会の健全なあり方として、次の3つの原則を掲げている。

（1）人権と平等、すなわち、いかなる人の発言も、自主性も、誰からも抑圧されたり、支配されたりすることなく、合意によって決定される

（2）芸術的、知的、文化的な自由は、すべての人が、国家や統治機関の妨害を受けずに、自らの生き方を追求できるようにする

（3）相互理解や他者への配慮を軸とした協調型経済を構築し実践する

シュタイナーは、この3つの方法によって健康な身体を思い描くことを、発案したわけではない。シュタイナーの作品には、フランス革命の戦いの叫びである、自由（創造的領域）、友愛（経済的領域）、平等（権利と統治）に似た響きがある。これは、アメリカにおける司法、立法、行政の各領域に通じるものである。実際、学者によっては、アメリカ合衆国憲法はイロコイ族の影響を受けていると主張する者もいる。イロコイ族は、似たような原則に従って集団を組織し、継続的に生

活の場を改善しながら何百年もの間、自らを維持したと伝えられている。[4]当然ながら、アメリカの理想は実現されなかったばかりか、最初から破綻していた。ひとたび平等に言及しながら、次の瞬間には奴隷に命令を下すことなど有り得ない。昼に幸福の追求と自己実現について語りながら、夜に大量虐殺を行うことができないのと同じだ。しかし、これらの原則が悪いのではなく、その実施に欠陥があり、その結果、本体が崩れ、引き裂かれ、壊れてしまったということである。

シュタイナーの世界観は、時に「常識はずれ」でありながら、一貫性があり、理にかなっている。たとえば、シュタイナーは、私たちが考えているような進化論はナンセンスだと主張した。彼の考えでは、始めはすべてが1つであり、時間とともに少しずつ形が削り取られ、シマウマ、水仙、エキナセアなどになっていったという。最終的に、他のすべての生物種が削ぎ落とされた後、人間は創造の中心として残され、ミケランジェロがダビデを彫るようになった。

シュタイナーによれば、医学とはある意味、再結合である。たとえば、シュタイナーは、ストロファンサスという植物は、人間の心臓が形作られるのと同時に、切り落とされたのだという。病んだ心臓を「癒し」たいなら、英語の“heal”の語源である「完全にする」ことが重要だ。つまり、自分の内側で欠けているものを、外の世界に見出す必要があるということだ。アンチモン（スティビウム）という金属は、長く複雑な分子構造を成し、自然界の「結合の力」を具現化している。血友病や下痢を患っている人は、この力に欠けているため、アントロポゾフィー的アプローチは、アンチモンにより結合力を再びよみがえらせ、完全な状態を作り出してくれる。[5]

泥の小屋でクリスの本を読み進めながら、故郷やアメリカの影響からできるだけ離れていると、これこそ、それまでの人生で出会ったものとは違う、矛盾のない、真実味のある世界の見方だということがはっきりと理解できた。アントロポゾフィー医学は、少なくとも問題の本質に迫ろうとしているのだと思った。私は医者になることに抵抗を感じながらも、強く惹かれるものがあった。私の未来は医と癒しにあり、それは従来の医学の道とは違うものだと、私は突然悟ったのだ。

ウェストン・プライスの「食」がすべての疑問に答えてくれる⁉

旅の半ば、私はスワジランドのマンジニ近郊の農場で開催されたガーデニングの研修会に参加した。10代後半からほとんどベジタリアンでオーガニックのものしか食べなかった私が深く興味を抱いた「食」について、その指導者は豊富な知識をもっていた。私が質問攻めにすると、彼は家の中から1冊の本を持って出てきて、「これを読みなさい。すべての疑問に答えてくれるよ」と言った。

その本とは、ウェストン・A・プライス著の『食生活と身体の退化－先住民の伝統食と近代食　その身体への驚くべき影響－（Nutrition and Physical Degeneration）』だ。１９３９年に初版が発行されたこの本は、今日、現代栄養学のバイブルとみなされている。[6] この本は、現代のホールフード運動の先駆けとなり、「ウェストン・A・プライス財団」が誕生した。私は１９９９年の設立以来、この財団の副会長を務めている。そして、私の人生の柱となったのが、食に関するウェストン・プライスと、それ以外のことに関するルドルフ・シュタイナーだった。

アフリカでは、オンタリオ州北部で過ごした青春時代のようなカヌーの旅をし、ボツワナ北部のオカバンゴ湿原に2回訪れたこともある。そしてその後、家路につくころには、次に何をすべきかを明確に意識していた。それは、アントロポゾフィー医学や薬としての食など、私の心が導くものを追求するために、医学部を目指すことだった。

第４章

心臓は何をしているのか？心臓の中の血液はどうなっているのか？

心臓の構造は宇宙に遍満する黄金の螺旋形状なのか

第2章では、心臓がポンプであるという考え方に疑問を投げかけ、血管を通して血液を循環させている体内の別の力に注目した。しかし、心臓が血液を全身に送り出すためのポンプでないなら、心臓は何をするところで、その中で血液はどうなるのだろう？　心臓は血液を用いて、あるいは血液に対して一体何をするのだろうか？　これらの疑問は心臓の働きを解明するためには重要であり、そのためにはまず、心臓の形状を理解することが不可欠だろう。

心臓の構造について、今どんなことが分かっているのだろうか？　まず、心臓はバレンタインデーのような「ハート型」ではない。当然のことのように思えるが、ある日解剖学の授業で、バレンタインデーのハートとは似ても似つかない心臓を目にし、少し面喰らったことを今でも覚えている。もちろん、それまでに臓器の美しい図を解剖学の本で見ていたので、輪郭のはっきりした、形のよい臓器が現れることを半ば期待していた。ところが、そこにあった心臓は、まるで組織の塊だった。臓器というより、筋肉が脂肪に埋もれているという感じで、それもありふれた脂肪だ。がっかりした気持ちを隠しつつも、どこか砕けた気持ちもあった。その心臓は、別に特別なものではなかったからだ。

私は医学部在学中に、心臓が特殊な中間筋（人体では子宮と共通）からできていること、また、4つの弁があり、それぞれに「葉脈」があること、そして、上部の2心房と下部の2心室の4室がそれぞれ異なる厚さをもっていることを学んだ。さらに、心臓を出入りする血液の圧力や一定の流れについて確認した。しかし、実際の心臓の形状には一切言及されず、他の臓器でも同じだった。これは重視されないテーマだったのだ。

心臓の構造に目が向けられていないことに、改めて驚かされる。昔から人間には、人体のフォルムや自然界が織りなすさまざまな幾何学模様に魅了されてきた豊かな歴史があるからだ。古代洞窟画に描かれた人や動物の姿は、三角形や円形を組み合わせたものだ。また、古代ギリシャ人、特にプラトンは、5つのプラトン立体、すなわち正四面体、立方体、八面体、正十二面体、正二十面体が、人間の形を含むすべての自然現象の基礎であると考えていた。実際、古代の建築家は、多少なりとも形にこだわっていた。しかも、その精度は極めて高かった。たとえば、ピラミッドの土台の緻密さは、現在の私たちの能力をも凌駕しているという資料もある。

その中で、自然界にも人間の創造物にも必ずといってよいほど見られる形が「螺旋」だ。特に、自然界には多くの「黄金の螺旋」が存在する。その成長係数（拡大率）は黄金比（10進数で表すと1・618。ギリシャ語アルファベットの第21字 phi「ファイ」で表す）であり、「黄金」と呼ばれるのは、2つの数量のうち、大きい方と和の比とが同じであるからだ。フィボナッチ数列（1、1、2、3、5、8、13、21、34、55……）は、直前の2つの数を足すと次の数になる数列のことだが、この黄金比に徐々に近づいていくものである。

黄金の螺旋は、分子レベルのような微小なものから、銀河系のような巨大なものまで、さまざまなところに現れている。たとえば、オウムガイやぜんまいもそうだ。この黄金の螺旋形状は、他にも枝に生える葉や、バラの花びら、ヒマワリの花の中央部、カタツムリの殻など、至るところで見られる。黄金の螺旋はまた、ギリシャのパルテノン神殿にも見られ、フィボナッチ数列は、ベートーベン交響曲第5番の第1楽章にも現れている。

人体に視点を移すと、見方さえ分かれば、人間の解剖学的構造の至るところに、数的パターン、幾何学的形状、螺旋構造、フィボナッチ数列などが確認できる。まず、歯の並び方について見てみると、人間の歯は、生後間もない時期には、乳歯が5本ずつ4セットある。7歳から21歳ごろまでには、8本4組の歯が生え揃う。おそらく、幼児が7歳ごろまで、5音音階（ペンタトニック音階）の曲に非常に強く反応するのは偶然ではないだろう。実際、子守唄の多くが5音音階によって構成されている。大人になると、夢心地のペンタトニックの世界を離れ、オクターブ、つまり、8音音階にたどり着くのだ。[1]

次に、肩から指先、あるいは腰からつま先までの8つの骨の関係を考えてみよう。これらの骨の長さは、西洋音階の1オクターブ（8音）の間隔と同じ比率となっている。[2]これは、ただの偶然なのか？　それとも、幾何学的な法則に従って構造物を配置すると、機能が強化されることを暗示しているのだろうか？　身体の仕組みを正しく知る上で、決定的な、より深い独創的な法則性がここに隠されているのだろうか？

ものの形を理解することは、その働きを知る上で極めて重要な手がかりとなる。たとえば、卵。種によって、卵の形は微妙に異なり、円錐形のものもあれば、球形のものもある。鳥が崖の上など不安定な場所に巣を作る場合、円錐形の卵を産む傾向がある。これは、卵が巣から転がり出た場合、直線ではなく弧を描いて（崖から！）転がり落ちるためで、逆に、奥まった安全な場所に巣を作る鳥は球形の卵を産むことが多いといわれている。卵の形は、先の尖った形であろうとなかろうと、圧力をかけても壊れにくい、自然界で最も強固な形の1つだ。だからこそ、生き物は、自分の子孫を卵の中に収め、守ろうとするのだろう。

今求められているのは、私が医学部時代に経験したような誤った認識を見直すことだ。自然がどのような仕組みで形を作り出し、その形がどのような働きをもつのかを、より深く理解することが大切だろう。もちろん、これは単純なことではない。物事の重要性について、ただ妄想にふけるのは簡単だが、結局は何でもなかったと判明することはよくあることだ。そのためか、医学部ではこの手の議論は全くといってよいほど敬遠され、「うさんくさい」とみなされがちだ。

しかし、この貴重で重要な、そして命を救う可能性のあるテーマを、完全に避けてしまうのはとても残念なことだ。医療関係者が真剣でないように見える、あるいは「常識はずれ」と思われるのを恐れて、キャリアを優先するあまり、深い意味やつながりについて語ることを（あるいは考えることさえも！）一切やめてしまうのだ。不幸なことに、私たちは自然や身体、そして両者の関係を大局的にとらえることのできる術を、表面的にしか理解できていないのだ。

フランク・チェスターの渦巻くチェスタヘドロン（7面体）が導く心臓の幾何学

私が心臓の形について探究を始めたのは、サンフランシスコを拠点とする現代のシュタイナー、彫刻家、幾何学者、哲学者であるフランク・チェスターの卓越した作品に出会ってからだ。チェスターの最大の関心事は、自然界に存在する形と、それをいかにして芸術作品へと生まれ変わらせるかにある。２０００年、チェスターはルドルフ・シュタイナー・カレッジで学んだことをきっかけに、プラトン立体（プラトンがあらゆる自然現象の基礎と考えた3次元幾何学形状）に特に興味をもつようになった。

5つのプラトン立体は、他に類を見ない「正」凸多面体であることから、独特の魅力を放っている。正多面体とは、高校で習ったように、等角（すべての角の大きさが等しい）かつ等辺（すべての辺の長さが等しい）をもつ、2次元の図形を指す。また、正多面体、つまりプラトン立体とは、等角かつ等辺をもつ、3次

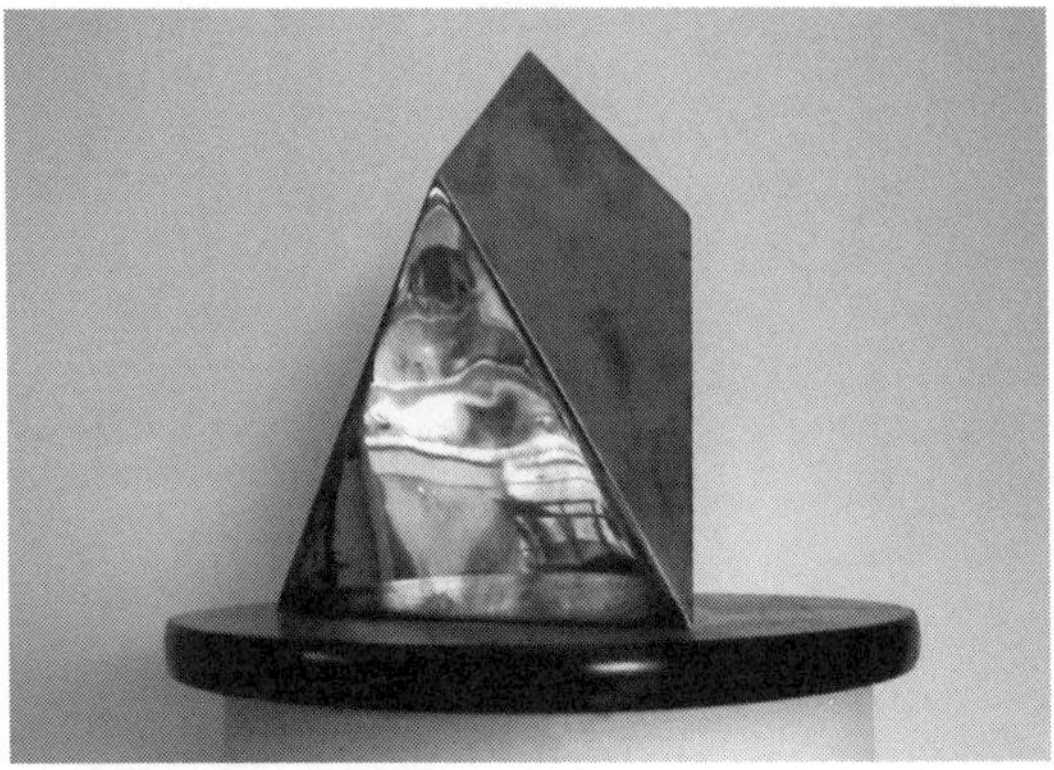

フランク・チェスターの「チェスタヘドロン」は、4つの正三角形と3つの凧型四角形からなる7つの面体である。この「チェスタヘドロン」は、12個の辺、3種類の対称性と同等の表面積を組み合わせた7面体で、人間の心臓の形と機能を知る手がかりになる可能性を秘めている。Frank Chester, New Form Technology, http://www.frankchester.com/ より許可を得て転載。

元の形状のことだ。たとえば立方体は、典型的なプラトン立体だが、正凸多面体である。

一部の人の話によると、チェスターはそのアントロポゾフィー（人智学）の知識を通して、シュタイナーが「心臓は7面体からなり、胸部にある想像上の箱の中に収まっている」と表現していたことを知っていた。チェスターはこの発想に好奇心をそそられ、誰かそのようなものを形にしたことがあるのだろうかと考えた。そして、自らその形を彫ることに挑戦したのだ。何度も失敗を重ねて、彼はユニークな7面

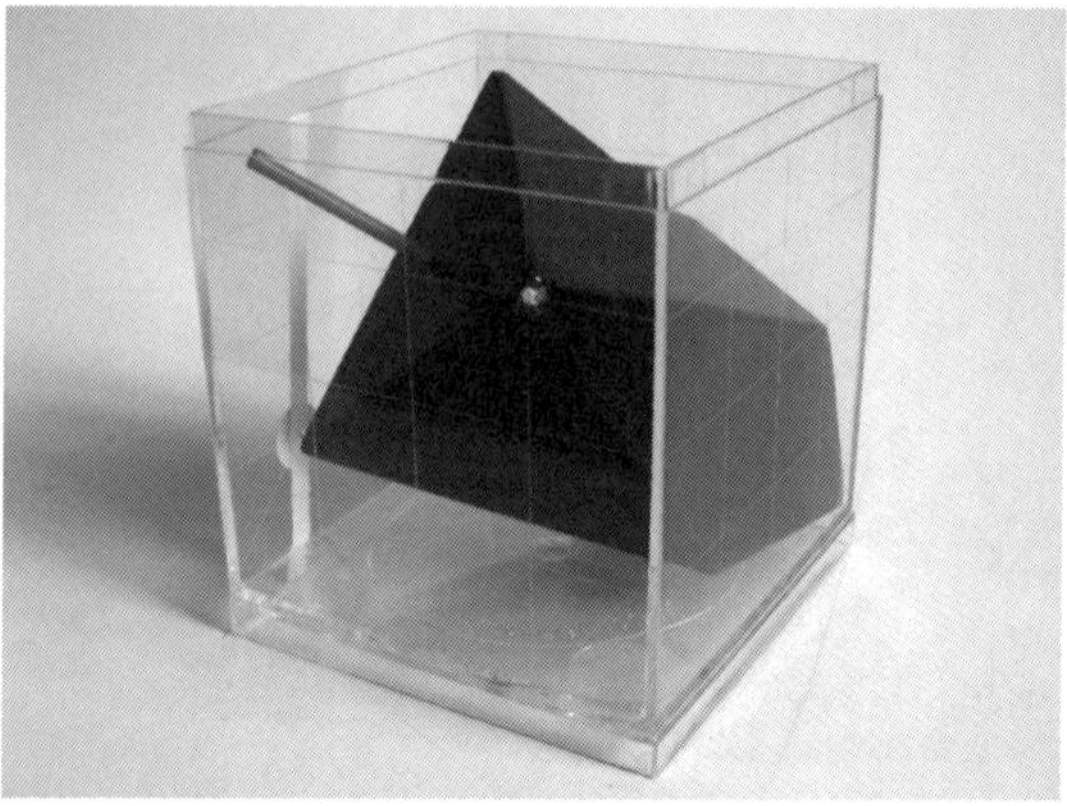

立方体の箱の中に入れたとき、チェスタヘドロンは箱の中心から36度ずれた角度になる。これは、心臓が胸郭に収まる角度と同じである。画像提供：フランク・チェスター

体の彫刻に成功した。それは、4つの正三角形と3つの凧型四角形が等しい表面積をもつ7面体で、12の辺と3種類の対称性を組み合わせたものだ。彼は自らの名前を取って、それを「チェスタヘドロン」(chestahedron)と名付けた。このささやかな成果が、人間の心臓の形と機能についての飛躍的な洞察をもたらしてくれる。

チェスターの次のチャレンジは、シュタイナーが考えそうなことだが、この7面体の塊を箱に入れること、つまり、できるだけきっちりとした立方体に収めることだった。具体的には、この7面体の頂点を下にして、「定型」の箱にはめ込むというイメ

ージだ。頂点は立方体の中心ではなく、中心からわずかにずれている。正確には、チェスタへドロンは中心から36度ずれた位置にある。[3]驚くべきことに、これは心臓が胸郭に収まる角度と同じで、中心から36度、正中線より左側にずれているのだ。[4]

チェスターは、人間の心臓について、この7面体から他にどんなことが分かるだろうかと興味をもった。彼は、チェスタヘドロンの縁をわずかに丸く削ると、4つの部屋からなる心臓の最大の部屋である左心室の腔にぴったりと収まることを発見したのだ。事実、左心室の形によって、胸部における心臓の角度は36度となっているのである。つまり、左心室の内部形状は、立方体の箱の中でチェスタヘドロンと同じ角度に位置することになる。

それだけにとどまらず、チェスターはチェスタヘドロンの針金モデルを作り、それを水槽の中に入れて、回転させた。回転するチェスタヘドロンは、水中で一本の柱を軸とする「渦」を形成していた。一旦渦ができると、水中にある領域が現れ、チェスタヘドロンの側面に張り付くような、一種の負の空間が生まれるのだ（これは、チェスターのホームページに掲載されているビデオを見て初めて実感できる[5]）。

始めは戸惑いながらも、チェスターは彫刻の名人にしかできないこと、おそらくは思いつかないことをやってのけ、渦巻くチェスタヘドロンとそれに取り付けられる「付属物」の形を彫った。彼は、この付属物が水中で回転すると、チェスタヘドロンがつくる垂直方向の渦ではなく、より水平方向に独自の渦を起こすことを発見した。そしてこの水平方向の渦は、人間の心臓の右心室と左心室の形や付き方に酷似していることが分かった。

チェスターは次に、回転するチェスタヘドロンの断面を、最も厚い部分に近い付属物を含めて撮影したところ、ここでも驚くべきことに、心臓の右心室と左心室と同様の断面が再現されたのだ。壁の厚さは同じで、腔の大きさも同じ、心室と形状の取り付け角度もほとんど一致している。

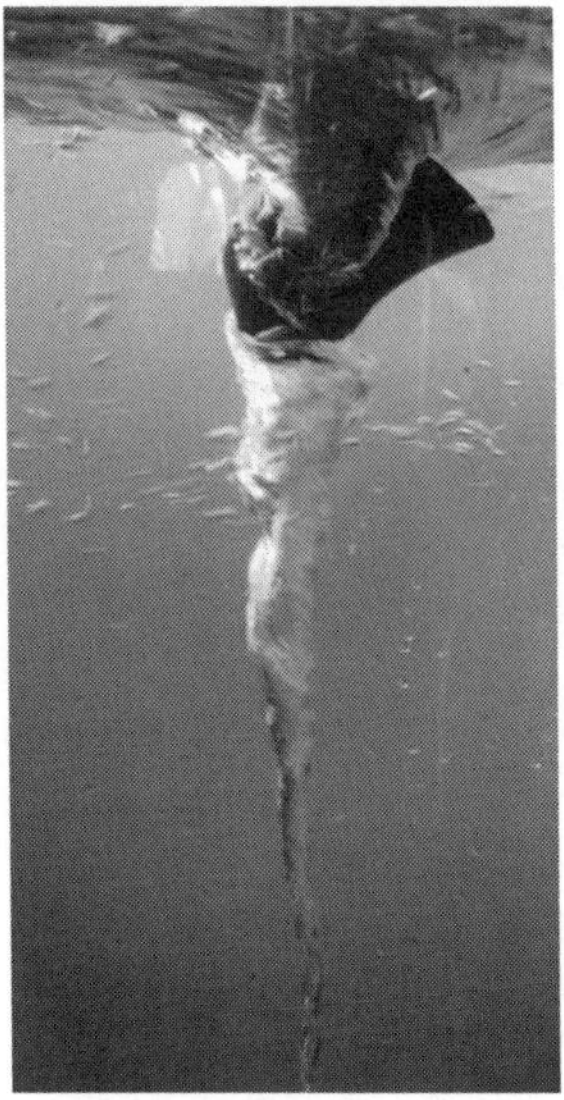

チェスタヘドロンを回転させると、渦が形成される。渦ができると、水中に１つの領域が現れ、チェスタヘドロンの側面に密着した一種の負の空間が浮かび上がる。この密着した「付属物」は、水中で回転させると独自の渦を生み出すが、チェスタヘドロン自体が作り出す縦長の渦よりも、横長の形をした渦となる。この水平方向の渦は、人間の心臓の右心室と左心室の形や付き方とそっくりである。画像提供：フランク・チェスター

私は、フランク・チェスターが、自らが発見し、創造したものに初めて気付いたとき、どれほどの畏敬と感動を覚えたか、想像することしかできない。果たして、人間の心臓は、シュタイナーの予言通り、胸にある立方体の箱の中で、７つの面をもつ形をしているのだろうか？

チェスタヘドロンと心臓の関係を調べることで得られる発見は、実はこれだけでない。かつて私は解剖学の授業で、心臓は筋肉でできており、その筋肉の厚さは部位ごとに異なることを学んだ。しかし、心臓の筋肉

が何層あるのかは教わらなかった。また、心尖部（チェスタヘドロンでは、逆さにしたとき、その尖端が立方体の底に接する部分）がなぜこれほど薄いのかについても検討はしなかった。心尖部の筋肉は1層の厚さしかないのだ。心尖部は、左心室の出口にあたる大動脈弁の真向かいに位置する部分だ。心臓がポンプであるとするならば、ここが最も負荷や張力がかかるところであるはずだ。この最もストレスのかかる部分だけ、なぜこれほど薄いのだろうか？

チェスターの調査はその後も続き、19世紀スコットランドの博物学者ジェームス・ベル・ペティグリュー博士による、心臓の筋肉の層を詳細に解剖した研究にもたどり着いた。ペティグリュー博士は、心臓の異なる場所で、筋肉の層の数が最小の1層（心尖部）から7層までさまざまであることを発見した。[6]チェスターは、それまで得た幾何学的知見をもとに、水中で回転するチェスタヘドロンが作る水柱の角度に合わせ、チェスタヘドロンに紙を何重にも巻き付けることにした。（これは、回転する針金モデルによって生じる渦とは異なる）。彼はこれが回転するフォルムの輪郭を保つための唯一の方法と考え、心臓各部位の筋肉層の厚さ

（最も厚いところで7層、心尖部で1層）を再現することにも成功したのだ。

さて、ここで本章の冒頭の問いに戻りたいと思うが、「心臓は何をしているのか？　心臓の中の血液はどうなっているのか？」新たに発見された水の特質、特に第４の水の相が存在し、その能力により静脈系の血液は、実際には自らの力で心臓に向かって上向きに流れることが分かっている（ここでも、弁や筋肉の収縮による影響は多少ある）。主に垂直方向に流れるこの血液は、右心室の上にある小さな部屋、右心房にたどり着く。

心臓の水圧ラム／ゲート機構の決定ポイントは「渦」

ルドルフ・シュタイナーが、心臓を「ポンプ」ではなく、よりふさわしい機械的イメージで表現することを迫られた際、彼は心臓と一番近い「機械」は水圧ラムだと答えている。水圧ラムとは、基本的に水が流れる場所に設置される装置で、そのゲート機構の後ろにあるタンクに水を溜めておく。流入側で圧力と体積が増すと、ゲートの反対側で真空、つまり負圧が生じる。一定の圧力差でゲートが開き、液体は上昇することができるのだ。

心臓でも同様の現象が起こっている。静脈血が右心房に流れ込むと、右心房内の圧力が高まり、ゲート（三尖弁）が開いて、血液は右心室へと送り込まれていくのだ。しかし、それだけではない。チェスタへドロンが示すように、右心室に到達した液体は、次のゲート（肺動脈弁）から出る前に回転して渦を形成する。ここが決定的なポイントだ。このとき、2つの現象が同時に起きている。1つ目は、前述の水圧ラム／ゲート機構によって勢いが増すことだ。ただ、この勢いの増加とともに、血液の流れはそれまでの層流から渦流へと変化する。そして、2つ目は、心臓の右側の動きにより、垂直方向に流れる静脈血の層流は、右心室から水平方向にある肺に向かう際、水平方向の流れである渦流に転じることである。

血液はその後、肺を通り、再び毛細血管へと移動する。これは、水、つまりこの場合は血液が親水性の管の中へと流れ込もうとする第4の相の特性によるものである。これまで、血液がどのようにして、あるいはなぜ、抵抗が強い肺毛細血管内を移動できるのか、他に可能性のある説明を聞いたことがない。ここで忘れてはいけないのは、血液は非常に粘性が高く、血漿中に血球が浮遊しており、その直径は毛細血管とほぼ同じで、網目状に張り巡らされた肺の毛細血管を難なく通過しているということだ。これを右心室のポンプの圧力が低いせいだとするのは、長さ1マイル（約1・6キロメートル）のホースの中に水とビーズを入れて、ビーズがホースの内径とほぼ同じ大きさになるようにして、少し押せば、水とビーズが半分くらい進んで、残りの半分は再びポンプに戻ってくると期待しているようなものだろう。

血液は毛細血管に流れ込んだあと、今度は心臓の左心房に戻る水平方向の流れとなる。この左心房は、僧帽弁の後ろに流れる血液のエネルギーを一時的に蓄える場所として機能する。左心房に圧力がかかるとゲートが開き、血液が左心室へと流れ込む。ここで、水中で回転するチェスタへドロンを思い浮かべてほしい。左心室は、この層流を垂直方向の渦の流れに変化させる。この渦状の流れと圧力が加わることで大動脈弁が開き、血液は動脈から全身に向かって放出される。

心臓の機能を最も的確に表すものはポンプではなく、水圧ラムであることをさらに証明するのが、収縮期と呼ばれる大動脈弓の動きだ。もし心臓がポンプだとしたら、心臓が大動脈弓に血液を送り込むとき、弾力性のある大動脈弓は力が加わるたびに真っ直ぐになると考えるだろう。ところが、それとは逆に、この収縮期に大動脈弓は内側に曲がり、より鋭角になる。これは、通常の血管造影で確認することができる。

庭の蛇口に伸縮性のあるホースを取り付けたと想像してほしい。ホースを蛇口に装着したら、ホースが蛇口から出たところでアーチ型になるように形を整える。次に、蛇口を素早く全開にし、水を勢いよく噴出させる。すると、ホースのアーチ部分はどのような動きをするだろう？

アーチは力が強まると真っ直ぐになるはずだが、これは大動脈弓では逆のことが起こる。つまり、力が大きくなると思われる収縮期のたびに、大動脈弓は内側へ曲がるというわけだ。この収縮期における屈曲は、負圧でのみ説明可能であり、この負圧は水圧ラムによって生じる吸引に類似している。

言い換えれば、この大動脈弓の特異な動きは、心臓が力によって血液を押し出すのではなく、負圧、つまり吸引力を起こしていることを示しているのである。心臓の血液に対する働きは、力によるものではなく、吸引力を利用して血液の勢いを増しているのだ。

では、心臓の働きは、ポンプでなければ何であろうか？ それは、「渦」をつくることだ。後章で、渦の流れのもつ意味と、心臓が生み出すこの水平と垂直の「交差する渦」とは何かを探っていくことにする。

第5章

問題の明確化／血液を動かしているのは何なのか⁉

シュタイナーの精神科学哲学アントロポゾフィーと共に「洞察の大地」へ

1983年当時、私はスワジランドで2年間の平和部隊での活動を終え、医学部3年生で、1歳になる女の子の父親になっていた。そして、そのころすでに、私の人生に何十年にもわたって影響を与え続けることになる2つのことに、熱意をもって取り組んでいた。

すなわち、薬としての食と、ルドルフ・シュタイナーの精神科学哲学であるアントロポゾフィー（人智学）である。その年、私は初めてアントロポゾフィーの大会に出席する機会を得た。ニューハンプシャー州ウィルトンにあるアントロポゾフィーのコミュニティで毎年開催される医師のための研修プログラムに参加したのだ。

それまでアントロポゾフィーに触れたのは本だけだったが、それでも私は、自分が一人前の医師になれば、どんな病気にでも対応し、治療できるようになるはずだと、何か大切なことをつかんでいるような気がしていた。とにかく、やる気に燃えていた。

大会初日の夜、私は、ウォルドルフ学校運動の指導者で、ロシア生まれのフランシス・エドマンズという英語教師の講演を聴いた。私はかつて、これほどの講演を聴いたことがなかった。当時80歳を過ぎていたにもかかわらず、あれほど生き生きと、明瞭に、力強く話すことができる人がいることに、私は敬意の念を抱いた。そして同時に、何ともいえない寂しさもこみ上げてきた。私は18年間学校教育を受け、膨大な数の講演を聴いてきたが、このように真に迫り、パワーがあり、私の心に直接語りかける講演を聴いたのは初めてであった。

30年以上たった今となっては、あの時エドマンズが何を話したのかすらほとんど覚えていないが、複雑なテーマを明快に語る彼の姿に感銘を受けたことは忘れていない。典型的なパターンとして、今も昔も、誰か（多くは科学者）の講演を聴くと、次からつぎへと研究が紹介され、ある研究が何を示唆するのか、特定の研究がいかに知識体系に貢献するのかを統計的に説明するのが常である。もちろん、それはそれで構わない。しかし、早期の遊びが幼児期の発達を改善する可能性を示唆する研究結果を報告されるのと、80歳の老人がその澄んだ声で、小さい子供は世界に向かって「育っていく」と語るのを聴くのは、全く別なことだ。

エドマンズは、誰かの論文や研究を引用したわけではない。彼は単純に、生涯の仕事、観察、考察から生まれた自らの気づきを伝えただけなのだ。彼にとっては、外からの評価は必要なく、聴く人がそれを受け入れるかどうかが重要なのだ。彼の言葉を聞いていると、まるで別世界から来たような、大げさにいえば、「洞察の大地」から聞こえてくるような、そんな気がしてくるのだ。あまりにも鮮烈で、あまりにも異彩を放っていた彼の話に、客席で耳を傾けていたあの時間は、ずっと記憶に残っている。

その夜、私は決心した。ほとんど無意識だったろうが、いつかこの「洞察の大地」という場所から、話ができるようになりたいと思ったのだ。アントロポゾフィーを学べば、きっと道が開けるだろうという予感はあった。

その一方で、あらゆることに疑問を抱く必要があり、フランシス・エドマンズの「洞察の大地」に到達することは、平坦な道のりでも楽な歩みでもないだろうということも分かっていた。だから、それこそが、踏み出す価値のある唯一の旅であるとも感じていた。

ウィルトンでの大会は、妻と娘を連れて3ヵ月間旅をした最初の訪問地で、その目的はアントロポゾフィー医学を学ぶことにあった。その間に、アメリカで最も優れた3人の実践者から弟子入りすることを承諾してもらったのだ。私は彼らに、自分が医学全般、特にアントロポゾフィー医学や自然医学についての知識があることをアピールするつもりだった。

今もそうだが、準備不足でいることや、自分が興味をもっているテーマについて他人が自分よりも詳しいと感じることが嫌だった。これは私の弱点であり、自信のなさの表れでもあるのだが、同時に私の人生における財産でもあり、特に若いころはそうだった。そのおかげで、物事を理解し、身につけることができ、自分のために役立てることができたと思っている。

3人の実践者は、それぞれ独自のスタイルを持っていた。ペンシルベニア州キンバートンのリチャード・フリードは、多少なりとも西洋医として開業していたが、アントロポゾフィー的側面が強く出ていた。ニューヨーク州コパケのフィリップ・インカオは、食事療法に徹底してこだわり、現代医学とは一切関わりをもたない本物のラディカルな医師だった。私たちは、シュタイナー思想が息づく、自閉症スペクトラムを中心とした発達障害者のための村にホームステイをすることになり、食事も滞在先の家族と一緒にとった。そして、最後はニューハンプシャーに戻り、どちらかというと精神科医かつ哲学者的存在のバートラム・フォン・ザバーンのもとで学んだ。

3人とも私を気に入ってくれた。それは私が理論を理解し、アントロポゾフィー的なものの見方をすでにかなり勉強していたからで、一緒に患者を診て、その患者の本当の問題や不均衡がどこにあるのか、どうすればその人を癒す（つまり、元通りにする）ことができるのかについて話し合うことができたからだ。それはもう本当に楽しい経験で、私自身がアントロポゾフィー医療をスタートし、従来のアントロポゾフィー的な治療法を使っても、期待したほどには患者の悩みを解決できないことに気付く前のことだった。

宇宙の力がいかにして心臓を形づくるのか!?

その後の医学部での生活も、研修医時代も、私はほとんど自分の殻に閉じこもって、制度上必要な試験やテストに備えるというスタンスをとっていた。誰も私に文句を言う人はいなかったが、しばしば「教えにくい」と言われた。しかし、私にとっては、この制度を知るのが目的であり、それが正しいかどうかを議論するためにいたのではなかった。

その一方で、毎年１週間にわたるアントロポゾフィー医療研修に参加し、そこで２つの重要な出来事があった。１つ目は、私と同じテーマ、主に医療、食、そして根源的な意味での生き方に強い関心をもつ仲間に出会えたことだ。２つ目は、おそらくもっと大きなことかもしれないが、私が教師として納得できる人に出会ったことである。アメリカにおけるアントロポゾフィー医療を始めるためにヨーロッパからやってきたオットー・ウルフというドイツの医師・博士で、私が知る限りでは、何でも知っている人だった。彼はまるでベートーベンのようで（ベートーベンの描写が正確である限り）、すべての星、すべての星座、すべての植物、12の言語、すべての鉱物、すべての薬（西洋医薬、ホメオパシー、薬草、アントロポゾフィー的手法）を知り、自由時間にはスカイダイビングや探検を楽しんでいたそうだ。彼は、アフリカのオカバンゴ湿原に、私が数年前に行ったのと同じルートで、同じガイドとカヌーの旅に出かけたことがあった。

私は、遠慮なく私たちに質問したり、せっついたりするオットーの姿を通して、世界の違う見方や考え方を知ることができた。アントロポゾフィーを身につけることは、新しい言語、いわば芸術的思考の扉を開くようなものだ。それは、血液がなぜそのように動くのか、心臓で何が起こっているのか、それが最も小さな粒やはるか彼方の宇宙とどうつながっているのかを問う思考である。私の心にはいつも、オットーの言葉が響いている。“Substance does nothing.”（物質は何もしない)。オットーにとって、宇宙とそこにあるすべてのものは、流れのある躍動的な力の場であり、彼はそれを理解し、克明に描写しようとしたのだ。

つまり、彼の着眼点は、宇宙の力がいかにして心臓を形づくっているかであり、それに対して、心臓が心筋という特殊な筋肉からなり、アクチンという物質を含むことを研究するのとでは、雲泥の差なのだ。このような考え方を実践しながら、オットーも言っていたように、アントロポゾフィー医になるには、すべてを知らなければならない。たとえば、高度な生化学、星座の名前とストーリー、音楽の歴史（オットーは卓越したクラシックバイオリニストだった）、スカイダイビングの操縦法、アントロポゾフィーによる薬局方（数百ページ）などを熟知していなければならないのだ。

オットーに感化され、私はリコーダーと絵画を始め、アントロポゾフィーやホメオパシーの薬局方を覚え、合唱団で歌い、金属の性質や星座の種類、植物やガーデニング、また水がもつ特性などについて学んだ。

生化学は決して得意ではなく、スカイダイビングにも挑戦しなかったが、私の目は少なくとも、充実した人間として何を知り、何を経験すべきかということに向けられるようになった。この時期は、いろいろな疑問を集めていた。血液を動かしているのは何なのか？　なぜ、組織は互いに、さらには全体とのつながりを見失い、「利己的」になってしまうのか？　当時、私はオットーがいうような力は果たして実在するのか、実在するとしたらどのような仕組みなのか、ひたすらその正体を探ったものだ。

私は医学部での研修を終えるとすぐに、家族でニューハンプシャー州に戻り、ピーターボローでアントロポゾフィー医療と伝統食による治癒を柱とした診療を開始した。この組み合わせさえあれば、患者を苦しめるものはすべて治せると思っていた。ニューハンプシャーに戻ることにした理由の1つは、ウィルトンのウォルドルフ・コミュニティで、国内初の地域支援型農業（Community-Supported Agriculture：CSA）を展開する農家と親交を深めていたためだ。私は、患者が可能な限り最高の食材を手に入れることができるよう、個人的にこのメンバーとなり、その近くにいたいと思うようになっていたのだ。農場とウォルドルフ・スクールは、ギフト・エコノミー（贈与経済）も確立しつつあり、いずれは私の診療もこのような形で大きく支援されることになるであろう。

この時、私は自らを真理の伝道者と見なし、フランシス・エドマンズと同じ情熱と信念を追い求める旅に出たのだ。私は患者のための食事ガイドラインを作成し、それに沿ってマクロ栄養素、たとえばタンパク質、脂質、炭水化物の量を微調整することでバリエーションを実験してみた。

また、異なる種類の薬、新しい動きや運動法、病気全般や特に心臓についての新しい考え方も取り入れた。さらに、ケトジェニックダイエット、水だけで行う断食法、気功による健康法、オイリュトミー療法（ルドルフ・シュタイナーによって１９１２年に創められた運動芸術療法で、現在アントロポゾフィー医学の一翼を担う）、ビタミンＣ点滴、ＤＭＳＯ（ジメチルスルホキシド）、がん治療としてのカルニヴォラ（ハエトリグサ抽出エキス）、酸素療法、そして、あらゆる種類の自然療法も試した。

それは確かに学びと壮大な実験の連続だった。しかしそのためか、私がずっと参考にしてきたさまざまな手法も、時が経つにつれて中身のないものに感じられるようになっていった。しかも、私の治療のほとんどは、患者の人生を変えるには至らなかったのだ。

私は、アントロポゾフィーから学んだことを、より確かなものにする道を探し始めた。本書にはその足跡が随所にちりばめられており、私が心臓について理解しようとする上で、非常に貴重なものとなっている。

だが、今になってみると、私はこのテーマを極めた瞬間には、誰もが納得するような答えや悟り、もしくは魔法の扉を手に入れられると思い込んでいたことに気づかされる。その期待は、あまりにも傲慢で、短絡的で、幼稚なものであったことを自覚するようになった。

何が真実なのか、何が患者のためになるのか、アントロポゾフィーや他の分野で得られた知見を、既存の科学や医学といかに折り合いをつけさせていけばよいのかを見極めるという困難な作業は、まさに始まったばかりだった。

第6章

死因トップ心臓病／原因を見誤り続ける既存の治療法が引き起こす悲劇

医学は全体像と病気のメカニズムを見失っている！

本書の執筆にあたり、私はまず、第2章と第4章でそれぞれ取り上げたように、生理学と解剖学の観点から、正常な血液循環と健康な心臓について検証することから始めようと考えた。その理由として、現代医学はあまりにも多くの点で間違っていると思うからだ。つまり、異常、病気、機能不全を「治す」ことに焦点を当てており、物事の本質的な仕組みを理解し、そこから前へ進むことはしていない、ということだ。

たとえば、自然界や人体における微生物の役割を徹底的に調べ、生態系にとって微生物は不可欠な存在であるだけでなく、腸内の約3キログラムの微生物なくして人間は生きていけないということが分かるはずだ。また、微生物は、死骸の清掃係（特に菌類）、消化係（主にバクテリア）であることが理解できるだろう。

しかし、微生物と他の生物の複雑な相互作用や、微生物が生態系全体にどう貢献し、どう影響を与えるかを学ぶのではなく、医学部ではまず、溶連菌が喉の痛みを引き起こすこと、その菌の活動周期はこうで、ペニシリンで退治する、などということから教わる。

このパラダイムを取り巻く環境は、すぐにではないにせよ、変わりつつある。しかし、医学教育の現場では、病気を全滅させることに重きが置かれすぎており、微生物群や、微生物の起源と私たちの共生について知ろうとする姿勢が依然として足りていないのが現状だ。私自身は、還元主義的で病気中心の考え方ではなく、全身の健康を基盤としたアプローチを好むが、それでも多くの人、さらには多くの地域や生態系が病んでおり、苦境に立たされているという事実からは逃れられない。そして世界的に見ても、死因のトップが心臓病なのだ。[1]

心臓が病むとはどういうことだろうか？　仮に形而上の解釈を排除し（私はそうしないが、第10章と第11章で、より深く掘り下げてみたい）、心血管疾患の範《はん》疇《ちゅう》に入らない多くの心臓の病気を切り離したとしても、その答えがどこか意味不明なものであることに変わりはない。

それは、医師が「心臓病」という場合、たとえば心臓への血流を遮断して心臓発作を引き起こす冠動脈疾患など、冠動脈（心臓に供給する動脈）に起こる事象や状態を指すことが多いためだ。あるいは、従来の常識では、そのようにいわれてきた。

心臓病のうち、狭心症、不安定狭心症、心筋梗塞は、一般的に冠動脈疾患と呼ばれるが、実は、冠動脈で起こる事象ではなく、心筋（心臓）で起こる事象という視点からとらえた方がはるかに理解しやすい。[2]

この視点は極めて重要である。なぜなら、心臓病の原因と考えられている冠動脈説は、国民に膨大な外科的コスト（そのほとんどが不必要であると私は主張する）と、益と同じくらい害をもたらす薬代を負担させ、さらには多くの人に低脂肪食をとらせ、それが問題を悪化させているからだ。

米国疾病管理予防センターによると、毎年約73万5千人のアメリカ人が心臓発作に見舞われている。また、毎年約61万人のアメリカ人が心臓病で死亡しており、死亡者数の4人に1人を占めている。[3] CDC財団は、心臓病と脳卒中によるアメリカ人の医療費と生産性損失は1日あたり約10億ドルと試算しており、2030年までに年間の直接医療費が818億ドルを超え、生産性損失が2750億ドルを上回る可能性があると予測している。[4]

心臓発作の背後に潜む病態生理を正しく理解することで、心臓によい食事（低脂肪食ではなく、ウェストン・A・プライス型の食事を指す）、安全で安価な医薬品（g－ストロファンチンなど）、その他の毒性がない有効な治療法を取り入れることができる。

最も重要なことは、心臓発作に先立って起こる心臓の動きを理解することで、心臓病がいかに現代生活が人間の健康に与える真の代償の現れであるかに目を向けざるを得なくなることだ。このような状況を打開するためには、新しい医学のパラダイム、新しい経済システム、環境に配慮した新しいライフスタイルが必要であろう。冠動脈説は、こうした全体像を見失っており、また実際の病気のメカニズムを見誤っている。

バイパス手術、ステント術、血管形成術はほとんど効果がない⁉

現代医学は心臓についてあまりにも多くの間違いを犯しているため、まずは心臓発作の定義から説明しようと思う。この定義において、私は現代医学をほとんど問題視していない。心臓発作、あるいは心筋梗塞は、心筋組織が死滅する事象である。この心筋組織の死滅により、組織の壊死が引き起こされる。心筋梗塞は、通常、心臓の組織に存在する心筋酵素の上昇により診断される。これらの組織は死滅すると溶解（崩壊）し、酵素を含む内容物が血液中に放出される。

心臓発作の定義にとどまらず、心臓病の言葉のもつ意味は、血流に関するものに偏っているため、難解なものとなっている。また、心臓発作、リズム障害、うっ血性心不全など、区別がつかないため、正確に心臓病ということはできない。心臓病ではなく、冠動脈疾患という言葉を使う人が多いが、これでは心臓病は冠動脈が原因であると思われてしまう。

私はよく、狭心症、不安定狭心症、心筋梗塞などの言葉を使う。面倒かもしれないが、私が心臓発作を含む病気の種類を説明する場合、たいていこれらの表現になる。

最近まで、心臓発作の多くは、心臓につながる主要な動脈にプラークが形成され、それが進行して閉塞することで、引き起こされると考えられていた。プラークは、動脈の内腔（血管内部）にコレステロールがたまり、最終的に心臓のある部分への血液供給が途絶え、その部分に酸素不足が生じ、最初に痛み（狭心症）、その後、心筋梗塞（心臓発作）へと進行すると考えられていた。簡単な解決策として、血管形成術かステントを用いて狭窄《きょうさく》（閉塞）をなくすこと、それが難しければ、冠動脈バイパス術でその部分を迂回させることだった。実に「簡単」な解決策ではないか！

しかし、この考え方には問題があることが分かってきた。２００３年にメイヨークリニックが出したバイパス術、ステント術、血管形成術の有効性に関する主要な報告書[5]では、以下のように結論付けられている。

1. バイパス手術は症状（胸痛）を緩和する
2. バイパス手術は発症予防の効果はない
3. バイパス手術の有効性（生存率の向上）は、命の危険が高いハイリスク患者のみに認められる

つまり、動脈閉塞の治療法として確立されている手術は、ほとんど効果がないに等しいということだ。これは、血管の90％以上を塞ぐような大きく安定した閉塞は、ほぼ100％のケースで、側副血行路によって完全に補われるからである。実は、心臓は4つの大血管からしか血液を得られないというのは正しくない。生後間もなく、正常な心臓は小さな血管のネットワークを発達させ、大血管のいずれか（または複数）の流れが途絶えた場合、その代わりとなる側副血行路を確保している。この側副血行路の働きの詳細については、クヌート・スロカ医師が制作したビデオ“Heart Attack New Approaches”[6]（訳：心臓発作 新たなアプローチ）

が、医師自身の YouTube チャンネルで確認できる。

www.youtube.com/watch? v=VdmygoHb0x8&t=8s

スロカ医師がビデオの中で正確に示しているように、冠動脈造影検査は、側副血行路を映し出すことができず、また、高圧で強い造影剤を注入して冠動脈に痙《けい》攣《れん》を起こすため、血管の狭窄量や心臓の血流量を判断するには極めて不正確な手段であることはよく知られているところだ。バイパス術、ステント術、血管形成術のほとんどは、症状の軽い患者さんで、1本以上の冠動脈が90％以上閉塞している場合に行われている。こうした動脈は、たいていの場合、完全に側副血行路が確保されている。つまり、体がすでに自らバイパスを形成してしまっているため、手術によって血流が回復するわけではない。

考えてみてほしい。もし、90％以上閉塞した動脈に側副血行路が存在しないというのが事実なら、その人はどうしてまだ生きているのか？　狭窄率が93パーセントから98パーセントになったときに心臓発作を起こすというのは筋が通っているのだろうか？　しかし、こうした手術は、ほとんどの場合、狭窄を解消するためのものであり、スロカ医師のビデオが示すように、実際には血流の量には何の効果もないのだ。次々と行われる研究が示すように、こうした手術が患者にとって何の利益ももたらさないのは当然であろう。

たとえば、私が参加した北カリフォルニアの学会では、ある心臓専門医が、研修医時代にアラバマの田舎町で自身が携わった試験について報告したことがあった。この試験では、胸の痛みを訴える男性を対象として、血管造影検査（冠動脈に色素を注入して閉塞を検出）が行われた。閉塞した動脈が1本だけの人には何の治療も行わず、心臓発作が起きた場合に、その後に心臓のどの部分に発作が起きるかを研究者が記録した。当然ながら、研究者全員が、心臓発作は閉塞した冠動脈が通る心臓の部分で起きると予測していた。確かに多くの人が心臓発作を起こしたのだが、研究者らの予想に反して、もともと閉塞した動脈が通る心臓の部分で心臓発作を起こしたのは10％以下だったのである。

こうした理由から、既存の心臓病学では、安定プラークモデルを放棄し、心筋梗塞の病因について異なるモデルを導入しているが、結局、このモデルもまたほぼ同様に無効であることが判明している。

なぜ、何が心臓発作を起こすのか⁉ 原因不明という事実に目を向けよ！

つまり、心臓病学において長年焦点となってきた、進行しながらも安定した石灰化したプラーク、何年もの間バイパス手術やステント治療を行ってきたこと、動脈に対してCTスキャンのような検査をすること、動脈内に蓄積したコレステロールが原因だと説明してきたこと、オーニッシュ・プログラムなどの低脂肪、高炭水化物、主にベジタリアン食が重視されてきたことなどが、実は心臓発作の病因として重要ではないことは、今ではほとんどの人が認めることだろう。

しかし、現代医学の常識は、依然として動脈に焦点を当てている。ここで問題になるのが、不安定なプラーク、つまり破砕性プラークである。この潜行性プラークは、実際には大きな閉塞を起こさない。むしろ、柔らかい「泡状」のプラークで、特定の状況下では（それがどの状況かは不明）急速に発達して関係する動脈を突然閉塞し、下流の酸素不足をもたらし、次に狭心症、そして虚血（血液供給の制限）を引き起こすのだ。このソフトプラークは、スタチン系薬剤の対象となっている炎症性の「蓄積物」とＬＤＬが結合したものだと考えられている。そのため、この種のプラークは誰の動脈にも、いつでも蓄積される可能性があるとして、心臓発作を防ぐには誰もがスタチン系薬剤を服用すべきと考えられているのだ（一部の人は、治療用のスタチン系薬剤を水道水に入れることまで提唱している）[7]。血管造影検査は、この不安定プラークの進化過程を示すことで、大部分の心臓発作の真の原因だと裏付けるために用いられるのである。

心臓発作を起こすと、心臓の血管内にしばしば血栓ができる（急性血栓症）が、これは発作の原因ではなく、結果である。では、このようなことは実際にどの程度起こるのか？　まず第一に、病理検査に目を向けることが重要だ。これは、実際に何が起こったかを見極める唯一の確実な手段であり、誤解を招きやすく多くの人為的結果を生み出す血管造影とは対照的だ。重金属の色素を高圧で動脈に入れる（血管造影検査）と、動脈は必ず痙攣する。

たとえば、動脈があり、その内部の断面の50％がプラークで塞がれているとしよう。ここで濃度の高い色素を動脈に注入すると、動脈の筋壁が痙攣を起こす。すると突然、内径は狭くなるが、プラークの大きさは変わらないので、一見、プラークが血管の70％以上を塞いでいるように見えるのだ。これは、検査自体に痙攣を誘発する傾向があるため、狭窄または閉塞の割合が過大評価されることによる「アーチファクト」（人為的結果）である。

最初の大規模な病理学的研究は、1970年代に心臓発作で亡くなった人を対象に行われた。この研究では、狭窄が心臓発作を引き起こす原因となるのは、わずか20％の症例にすぎないと結論付けている。[8] また、心臓発作で死亡した患者の剖検結果を検証した過去最大の研究（2004年に発表）で、病理学専門のバロルディ博士とシルバー博士は、心臓発作を引き起こすに足る狭窄を41％のケースで発見している。[9] 博士らはさらに、壊死の面積が大きいほど狭窄の割合が高く、心臓発作から死亡までの時間が長いほど狭窄の割合が高いことを発見した。この2つの発見をもとに、その後の研究者の中には、狭窄率を人為的に高くするために、極めて深刻な心臓発作や患者が発作後に比較的長く生きたケースだけに対象を絞ってデータを解析した人もいる。

冠動脈が原因で心臓発作が起こるという説を疑うべき理由がもう1つある。この説では、冠動脈が閉塞すると血液の供給が絶たれて虚血が起こり、それによって組織への酸素の供給が絶たれると説明している。

しかし、心臓発作時の心筋組織の酸素（PO_2）の状態を慎重に測定してみると、進行中の心臓発作では酸素不足は認められないことが分かる。[10] 酸素濃度は発作の間、全く変化しないのである（第7章でこの概念に立ち返って、これまでに研究されたすべての進行中の心臓発作で何が変化したかを説明する）。冠動脈の閉塞が心筋組織への酸素供給を絶つ原因だとしたら、実は心臓への酸素供給は変わらないのに、一体何が起きて心臓の組織が壊死してしまうのだろうか？

心臓発作に伴う血栓症は現実の現象であるが、どの病理学的研究においても、死亡者の50パーセント以上に血栓症が発見されたことはなく、疑問が残るところである。つまり、残りの50パーセントはなぜ心臓発作を起こしたのだろうか？

さらに、病理学的な研究により、心臓発作が起こったあと、多くの場合、相当程度の血栓症が進行していることが明らかになっており、そもそも心臓発作を起こした原因は何だったのかという疑問が再び湧いてくる。血栓症が心臓発作に関係するという事実は、心臓発作の直後に、心臓のその部分に充分な側副血行路が確保されていない患者に対して、血流を回復させるための救急処置が有効であることを物語っている（バイパスやステントが有効なのは、最も重症で急性の患者のみであることを忘れてはならない）。しかし、心臓発作の冠動脈病因説がこれだけ矛盾しており、心臓発作の原因についてこれだけ不完全で説得力のないものだとすると、疑問は残る。心臓発作の原因は何なのか？

第7章

心臓発作を引き起こすもの

現代心臓病学の4大薬剤のすべてに重大な欠陥がある⁉

心筋梗塞の原因を正しくとらえるには、心臓病や心臓発作に最も関連する危険因子を説明する必要がある。男性であること、糖尿病を抱えていること、タバコを吸っていること、慢性的な心理的・感情的ストレスを感じていることなどが挙げられる。

ところが驚いたことに、そのいずれも冠動脈の病変とは直接関係がないのだ。糖尿病やタバコが原因で病気になるのは大きい血管ではなく毛細血管であり、ストレスが冠動脈に直接影響することは、私たちが知っている限りではまずない。

さらに、過去50年にわたり、現代心臓病学の4大薬剤（β遮断薬、硝酸薬、アスピリン、スタチン系薬剤）は、いずれも心臓病患者に一定の利益をもたらすものの、すべてに重大な欠点もある。このことも、心臓発作の原因に関する包括的な理論を構築する上で、説明する必要がある。

心臓病の予防と治療における真の革命は、自律神経系と関係がある。まず、簡単にその背景を確認しておこう。私たちは2つの異なる神経系をもっている。中枢神経系は、筋力や神経といった意識的な機能を制御する。自律神経（無意識の神経）は、内臓の働きを司る。

自律神経系は2つの系統に分かれており、健康な場合は、いつもバランスが保たれているが、同時に準備万端の状態でもある。交感神経系は、闘争または逃走に関わるもので、副腎髄質に集中しており、アドレナリンという化学物質を使って、危険が迫っていることを体に知らせる。これは一連の生化学的反応を活性化することで成り立つ。その中心は解糖系で、グルコースの分解を促し、素早くエネルギーに変えて逃走を可能にするのである。

一方、副交感神経は副腎皮質を中心に、神経伝達物質のアセチルコリン、一酸化窒素、環状グアノシン一リン酸を化学伝達物質としている。この神経は、自律神経系における休息と消化の担い手である。その中でも心臓を支配する副交感神経は迷走神経と呼ばれている。迷走神経は心臓の動きをゆるやかにし緊張を和らげるが、交感神経は心臓の動きを加速させ収縮させる。心臓病の原因のほとんどは、この2つの神経のバランスが崩れることにある。

心拍変動モニターは、自律神経系のこの2つの系統をリアルタイムで正確にとらえることができるもので、これを用いた4つの研究により、虚血性心疾患患者では副交感神経活動が平均で3分の1以上も低下していることが示されている。[1]典型的には、心筋梗塞が悪化するほど、副交感神経の活動は低下する。[2]

さらに、およそ80％の虚血事象は、慢性的な副交感神経活動の低下によって起こる。これは、喫煙、感情的ストレス、運動不足、食生活の乱れ、高血圧、あるいはこれらの組み合わせによってもたらされ、その後、急性外傷や肉体労働などの交感神経活動が著しく、しばしば劇的に増加することによって引き起こされる。[3]正常な副交感神経活動をしている人が、あるとき突然、交感神経活動が高まること（身体活動や、多くの場合、精神的ショック）があっても、心筋梗塞には至らない。言い換えれば、副交感神経の活動が事前に低下していなければ、交感神経の活性化によって心筋梗塞になることはないのだ。[4]人間には、交感神経が過剰に働くことも当然あり、そうしたことは通常の生活で起こりうることだ。健康にとって危険なのは、副交感神経の活動、つまり命をつなぐ力が徐々に弱まっていくことなのである。

迷走神経活動は、女性の方が男性よりも強いことが分かっており、これは心筋梗塞の発症率に男女差があることの原因であると考えられている。[5] 高血圧、喫煙、糖尿病、身体的・精神的ストレスはすべて迷走神経活動を低下させる原因となる。[6] つまり、これらすべての重要な危険因子は、心臓の神経系の再生能力を抑制することが明らかにされたということである。

一方、循環器科の主な治療薬である硝酸薬は、亜酸化窒素生成を促し、副交感神経を優位にする作用がある。アスピリンやスタチン系薬剤は、一酸化窒素やアセチルコリンといった副交感神経の主要な仲介物質の生産を促す作用もあるが、その結果、これらの物質が反動的に減少し、副交感神経の働きがさらに弱くなる。最後に、β遮断薬（不整脈への対処と心臓発作の二次予防に使用）は、交感神経系の活動を遮断するため、β遮断薬と呼ばれている。言い換えれば、これらのアプローチはすべて自律神経系のバランス調整を助けるものである。危険因子同様、プラークや狭窄の発生に対するそれらの有効性はわずかなものである。

では、心臓発作はどのような経緯をたどって起こるのだろうか？

ほとんどの場合、副交感神経の緊張性活動の低下により病態が進行する。そして、通常は身体的または精神的なストレスにより、交感神経系の活動が活発になる。これによりアドレナリンの分泌が増加し、心筋組織に好気性解糖を用いたグルコースの分解が促される（注：組織の酸素量から測定される血流に変化はない）。その結果、心臓の代謝は、本来優先されるべき最も効率的な燃料源であるケトン体や脂肪酸から遠ざかってしまう。このことが、心臓病患者が発作前に疲れを感じることが多い理由であり、心臓の健康には脂肪を多く含み、ブドウ糖の少ない食事がいかに大切かを物語っている。

交感神経の活発化とそれに伴う解糖作用により、心筋組織での乳酸生成は劇的に増加する。これは心筋梗塞のほぼ100%で起こり、冠動脈のメカニズムは必要ない。[7] 乳酸の増加により局所的なアシドーシス（酸性血症）が起こり、カルシウムが組織に入り込めなくなり、組織の収縮力が弱まる。[8]

この収縮機能の障害は、心臓の壁に局所的な浮腫、運動機能の低下、筋機能の減退をもたらし（心エコー図や核タリウムストレステスト＝心筋シンチグラフィーで見られる虚血性疾患の特徴）、その結果、組織内に乳酸が蓄積され、最終的には組織の壊死を引き起こす、いわゆる心臓発作と呼ばれるものである。

また、局所的な組織の浮腫は、心臓のその部分に組み込まれている動脈の血行動態を変えてしまい、不安定なプラークを破裂させる圧力を生じさせ、それがさらに動脈を塞ぎ、心臓のその部分の血行動態を悪化させることになる。この解釈は、プラークが破裂する理由、心筋梗塞のプロセスにおけるプラークの役割、そしてその対処のタイミングと方法（つまり、最も深刻な急性期のみ）を説明する唯一のものである。心臓病に関連する観察可能な現象をすべて説明できるのは、この方法だけなのだ。

心臓発作を防ぐ「魔法」ウアバイン

心臓発作を防ぐには、副交感神経の機能を保ち、その働きを助ける薬をうまく活用し、心臓に必要な栄養を補うことが不可欠だ。副交感神経を活発にするということは、本来、人間にはそぐわない生活様式を断ち切るという意味でもある。私の考えでは、その生活様式とは産業文明のことである。副交感神経を高めるものは、自然との触れ合い、愛情、信頼、経済的安定、そしてセックスであり、それはある意味、全く新しい生き方でもある。

副交感神経のあらゆる働きをサポートするものとして、ストロファンサスという植物から採れるウアバインやg－ストロファンチンという薬がある。g－ストロファンチンは、副腎皮質でコレステロールから作られる内因性ホルモンで、その生成はスタチン系薬剤によって抑制されるが、これが心臓の健康にとって重要な2つのことを、他の薬にはできない形で行うのだ。

まず、副交感神経系の代表的神経伝達物質であるアセチルコリンの生成と放出を促す。次に、特に重要なことだが、この過程で生じる代謝毒である乳酸を、心筋の主要かつ好ましい燃料の1つであるピルビン酸に変換することである。つまり、毒を栄養に変えてしまうのだ。

おそらくこの「魔法」が、中医学では「腎は心を養う（副腎＝ウアバインが作られる場所)」といわれる所以なのだろう。私は長年ウアバインを診療に使っていたが、服用中に心臓発作を起こした患者は1人もいない。まさに、心臓への贈り物なのだ。

この心臓病に対する理解は、心臓によい食事、すなわち良質な脂肪と脂溶性の栄養素に富み、産業文明の象徴である加工炭水化物や糖分を抑えた食事のあり方にもつながっていくだろう。

こんな疑問が湧いてくるかもしれない。なぜ世界一心臓病の割合が高いのはアメリカではないのか、あるいはなぜアメリカ国内では南部の州の方が(一般的にいえば)ペースの速い北東部の州よりも心臓病の割合が高いのか、という問題だ。その答えは、今や全世界が工業文明とその影響を受けており、決してアメリカ人のライフスタイルに限定されたものではないからだ。つまり、最もストレスを抱え、最も有害な物質にさらされ、最も栄養価の低い食品を食べ、健康的な暮らしをするための機会や資源がほとんどないのは、最貧国や富裕国の中の貧困層である。

排除層（構造化層）は血管壁を腐食物のダメージから保護する

私がしばしば患者からこのような相談を受ける。自律神経系が心臓発作の病因として極めて重要でありながらほとんど無視されていることは理解し、評価もする。しかし、やはり、動脈硬化が関係しているのではないか、もしそうだとすると、冠動脈プラークの形成をコントロールあるいは予防する自然なアプローチはないのか、というものである。

冠動脈硬化は心臓の代謝機能障害の結果として起こるもので、側副血行路が閉塞した動脈を適切に補完できなければ、致命的な結果を招きかねない。とはいえ、側副血行路が閉塞をある程度補うことができても、プラークの蓄積がプラスに働くというわけではない。動脈硬化は血管を硬く、狭くし、その結果、血流を悪くする。これについても、そのメカニズムを理解し、予防や改善策を講じることが重要だ。

そこで、親水性のチューブの中を水が流れる仕組みや、血管の中を血液が流れるメカニズムを思い起こしてみると、そこには保護的な要素が組み込まれていることが分かるかもしれない。排除層、または構造化層とは、血管壁付近に形成される、厚く粘性のある、負に帯電した膜のことである。ポラック博士は、その固有の傾向がすべての溶解物質（溶質）を排除し、他のすべての負に帯電した粒子をはじくことであるため、それを排除層と呼ぶことにしたのだ。この排除層は、土台となる血管壁にダメージを与えるような腐食物から保護する役割を担う。

排除層の水の厚みが充分でない場合、特に血管内に大きなストレスがかかる場所では、血管の劣化を招き、病理学的には炎症として見ることができる。こうした炎症が続くと、体は自然に弱まった動脈を硬くして、血流の圧力に耐えられるようにする。そのために、カルシウムでできた石膏のようなものを動脈上に、さらには動脈の中にまで貼り付ける。これがプラークと呼ばれるものだ。プラークは、弱まった動脈を補うための体のメカニズムである。プラークを減らすには、排除層の形成を促し、炎症を抑え、カルシウムを正しい場所（骨）に導くことが求められる。

これにはまず、排除層の形成を促すために、チューブ内の水の流れを良くすることが分かっているものや、排除層形成のエネルギー源となるものを活用する。ポラック博士の実験により、構造水を作る最も強力なエネルギー源は、太陽のエネルギー、地上から放たれる電磁場、他の生物から発せられる赤外線エネルギーの3つで、特に手のひらのエネルギーは血液と水の流れをスムーズにするのに有効であることが分かっている。第11章では、構造水、特にオーム元素を含む水を飲むことが、体液の構造化に役立つことについて詳しく説明している。しかし、結論からいえば、自然との対話、太陽や月とのつながり、動物との関わり、そして人との触れ合い、こうしたものが私たちの健康には欠かせないということである。

血管炎症（動脈硬化）とアクティベーターX

次に、体内や血管内の炎症を抑えることだ。最近では、より多くの心臓専門医が、炎症の指標であるC反応性タンパク質の上昇と心臓病との関係を認めている。心臓専門医の中には、スタチン系薬剤でC反応性タンパク質を下げることを勧める人もいるが、より安全で根本的な炎症の原因に対処できるのは、高インスリン血症、つまり血中のインスリンレベルの上昇に対処することである。

高インスリン血症、あるいはメタボリックシンドロームは、ある人が消費する炭水化物の量とその人が必要とする炭水化物の量との間に慢性的なアンバランスがある場合に発生する。炭水化物を過剰に摂取すると、血糖値を糖尿病レベルから下げるために、体はインスリンをより多く分泌することを余儀なくされる。この過剰なインスリンは、やがて肥満（インスリンは脂肪を蓄える働きをするホルモン）、Ⅱ型糖尿病（慢性的にインスリンレベルが高く、その結果、高レベルのインスリンに対する抵抗性が生じ、そこから血糖値が上昇し始めることが特徴の病気）、高血圧（インスリンの作用により体が水分をため込み、循環血液量が過剰となって高血圧を引き起こす）、そして炎症につながる。炎症が関節に起きると関節炎になり、血管に起きると動脈硬化になる。しかし、毒性のある抗炎症薬を使用するよりも、食生活を見直し、心臓病とは無縁の健康で長生きをする伝統的な人々の食生活を取り入れる方が、はるかに健全なアプローチといえる。本書では、付録Aに食事プログラムのサンプルメニューを載せている。また、サリー・ファロン著の伝統的な食事法に関する本"Nourishing Traditions"（訳：伝統食のすすめ）を参考にすると良いだろう。

さらに、動脈硬化を予防し、場合によっては回復させるために重要なのが、脂溶性ビタミンK_2を含む脂肪を多く摂ることである。ウェストン・A・プライスは、その著書『食生活と身体の退化』の中で、先住民が伝統的な食習慣を棄て、人工食品に依存した結果、健康が損なわれていく様子を記録した。彼がこの栄養素を「アクティベーターX」と呼んでその重要性を最初に発見した人物である。彼はこの栄養素が、歯と骨への適切なミネラル補給に欠かせないものであり、青々と元気に育つ牧草を食《は》む牛の脂肪（クリーム）に最も多く含まれていることを発見した。彼はこの脂肪を遠心分離機にかけ、バターオイルと名付けた製品を生み出し、多くの病気の治療に使い、虫歯の修復にも成功した。[9] 近年の研究から、この「アクティベーターX」なる物質は、現在ビタミンK2として知られており、動脈などの軟部組織から本来あるべき骨や歯へと石灰化を誘導する働きがあることが明らかにされている。ビタミンK2を多く含むバターオイル、あるいはこのきわめて重大な栄養素がさらに豊富なエミューオイルを大量に摂取すると、健康な食生活をしていれば、炎症が治まり、冠動脈のカルシウム沈着が解消し、血管内の排除層が再び作り出され、プラークの保護膜はもはや必要でなくなる。

そして、狭心症、不安定狭心症、心筋梗塞などの予防と、これらの症状がある場合はその治療も含めた最後の介入手段は、ＥＥＣＰ（体外式カウンターパルセーション）があり、80％以上の人が冠動脈バイパスやステント留置を回避できる技術として成果を上げている。[10] ＥＥＣＰは、そのあまりの効果ゆえ、従来の心臓循環が4つの主要な冠動脈に大きく依存しているという前提に疑問を投げかけている。

ＥＥＣＰでは、患者はベッドに横になり、機械的に膨らませた「バルーン」(血圧カフ)を両脚と骨盤周りに巻き付ける。この装置は、バルーンを膨らませるタイミングと心電図を同期させ、心臓が拡張期(リラックスした状態)にあるときにバルーンが脚や骨盤を圧迫するようにするものである。これを1回につき1時間強、週5日ペースで7週連続で繰り返し行う。

加圧バルーンにより脚の静脈血を圧迫することで、このコースが終わるころには、実質的に心臓に新たな側副血行路が作り出される。基本的に、これは外付けの無害なバイパスといえるが、胸を切り開いて新しい大血管を挿入してもまた詰まってしまうものではなく、ＥＥＣＰは自然にそうするように、流れを利用して側副血行路を作り出すのである。患者の大部分において、狭心症の症状は治まり、心臓発作は起こらず、血管はより強く柔軟になり、その効果は3年から7年続き、かつ副作用はない[11]。

第8章

心臓に対する理解／未来への次なるステップ

アントロポゾフィー医学は「答え」ではなかった

1990年代半ば、40代前半のころ、私は自分の人生が大きく変わろうとしていることにはっきりと気付いた。結婚生活には終止符を打ったものの、ニューハンプシャーの小さな町で診療所を営み、アントロポゾフィー医学を学び、子育てに没頭する生活に満足していた私は、これまでうまくいっていたことが、うまくいかなくなったような、落ち着かない気持ちになり始めていた。理由も目的もまだはっきりしないまま、新しい住まいを探し始めた。

このころ、私はアントロポゾフィーに基づく医療行為に失望しつつあった。患者の望む効果が見られないだけでなく、アントロポゾフィー的思想が繰り返し語られる専門用語に、私はうんざりするようになっていたのだ。たとえば、アントロポゾフィー医学において血液循環について議論する場合、実際に血流を生み出しているのはエーテル体であり、一種の霊的な力であるという話をする。霊的な力は分かるが、エーテル体がいかにして血液を動かしているのかが知りたかったのであり、エーテル体の力だけの説明では、もはや私にとって納得のいく答えではなかった。

残念ながら、それまでにも度々感じていたことではあるが、アントロポゾフィー医学には、こうした疑問への答えや、調べるための具体的な道しるべがない。こうした焦燥感や、治療がうまくいかないもどかしさから、私は、世界を映し出す鏡としてアントロポゾフィー医学のアプローチは私には役に立たないばかりか、世界を映し出す鏡としてどのようなシステムも役には立たないことを悟った。私は、自分がどのような医療を目指したいのか、どのような形で人生と向き合い、その意味を見出したいのか、自分自身で考えなければならなかった。このときはっきりしたのは、誰も私にその答えを教えてくれるわけではないということだ。少なくとも、私が満足できるような答えはないだろう。

問題は、私が10年間、アントロポゾフィー医学に徹してきたこと、つまりアントロポゾフィーの「ルール」に則って治療を進めてきたことであり、自分にとっては非常に興味深いものであったが、患者にとっては最適とは言い難い結果であったということだ。なぜ効果が出ないのか、その理由はいまだによく分からないが、「効果が出ない」というのが私の体験だった。その結果、もはやアントロポゾフィーを主な手段として医療を行うことはできなくなった。何か別の方法で、私が自覚している根本的な問題や、自分の診療の基盤となるものを取り入れる必要があった。

これはある意味、困惑したことではあるが、「次はどうするのか」という私にとっては重要な問いかけでもあった。医療に対する新たな視点、生命現象に対する新たな洞察、新たな生活環境、新たな出会いに心を開くことは、多少の恐ろしさもあったが、私にとってはむしろ馴染みのあるものだった。私はすでに、人生の不確実性に心地よさを感じていたのだ。この不確かな場所での心地よさのおかげで、私の人生で最も重要な2人の人物に巡り合うことができたのだ。

自然食運動に革命を起こしたサリー・ファロンと出会う

私は薬としての食、食のエコロジーなど、食に関するあらゆることを少なくとも10代後半から学び続けてきた。この間、ヒポクラテス・ヘルス・インスティテュートに通い、ボストンで久司道夫氏にマクロビオティックを学び、アメリカで最初のＣＳＡ（地域支援型農業）のオリジナルメンバーとして活動した。食事療法も、ありとあらゆるものを自分自身や患者にも試してみた。私はウェストン・Ａ・プライス医師の研究成果には常に強い関心を抱いていたが、彼が調査した世界からあまりにも多くのことが変わってしまった現在、彼の著書を参考にしながら食について考えることには無理があると感じた。彼は、食生活や健康な土壌から育つ食物の重要性については明言していたが、自身の研究テーマである伝統食を参考に、現代人が何を食べるべきかということについては、具体的には言及しなかった。

その後見つけたのが、そのころ出版された"Nourishing Traditions"（訳：伝統食のすすめ）に関するサリー・ファロンへのインタビュー記事だった。記事を読み終えたとき、私はこの女性に出逢えたことに感動すると同時に、自分がこれだけ食について時間を費やしてきたのに、明らかに彼女の方が食について詳しいことに少しがっかりした。私はすぐさま彼女に電話をかけ、どのようにして知識を深めたのかを尋ね、ニューハンプシャー州にある私の診療所で彼女の初めての公開セミナーを行うよう招待したのだ。そして、そのセミナーで、食と医と動についての本を共同執筆することになり、最終的に、空間力学というムーブメントアートを開発した私の友人、ジェイメン・マクミレンとの共著、"The Fourfold Path to Healing"（訳：癒しへの4つの道）となった。

その後数年間、私たちは本の執筆に取り組み、私はサリーがウェストン・A・プライス財団を設立するのを支援した。この財団は今や世界の伝統食運動の重要な代弁者となっている。その膨大な知識で、サリーはアメリカに自然食運動の革命を起こした。ブロス、バター、ギー、ココナッツオイル、発酵野菜、コンブ茶などの食品を世に送り出したのは、彼女の功績によるところが大きい。そして、"Nourishing Traditions"やウェストン・A・プライス財団とともに発展したこの社会運動は、小規模農家とフードビジネスの活性化にも少なからぬ役割を果たしたといえるだろう。

サリーと活動を共にし、毎年恒例のフォーフォールド大会を開催し、共著"The Fourfold Path to Healing"（訳：癒しへの4つの道）と"The Nourishing Traditions Book of Baby and Childcare"（訳：赤ちゃんと子供のためのナチュラルケア）を執筆し、ウェストン・A・プライス財団主催のワイズ・トラディションズ大会で毎年講演を行った過去15年間で、私はようやく自分の居場所を見つけだすことができた。人生とは、人とのつながりによってのみ切り開かれていくものだ、という人もいる。サリー・ファロンとのつながりと、彼女からの支えがあったからこそ、私の職業人生の重要な一歩を踏み出すことができたのだ。

ドーナツ屋で運命の人と出会う

そして、私には珍しく、カリフォルニア州フェアオークスのドーナツ屋に入ったのは、1998年8月11日のことだった。私にとって最後となるアントロポゾフィーのイベントに参加するため、フェアオークスにいた。それは自分自身の道を模索する必要があることが、より明確になりつつある時だった。私は、おとぎ話の癒しの効果について講演をするため招待を受けていた。アントロポゾフィーの医師なら必ず知っていることの1つで、物語の背後にある奥義について特に詳しく話すことにしていた。そこにいたのは、講演に招かれた親友と会うためでもあったのだが、その親友が直前になってキャンセルしたことを知った。

この日は38℃を超える猛暑で、不快感でイライラしながらも、複数の講演を聴き、自分のワークショップを終えたあと、帰途につくまで少し時間があった。演劇の公演があったのだが、どうしても座っていることができず、苛立ちと空腹で早々と退散し、帰り道になぜかドーナツ屋に立ち寄った。フローズンヨーグルトを注文し、列の中で振り向くと、「その人」が目に飛び込んできた。その一瞬をとらえるのに、どんな言葉で表現したらよいのだろう。つまり、そこにいたのは、私の運命の人だったのだ。彼女はそう思わなかったかもしれないが、少なくとも私は、一生この女性なしではいられない、できる限りのことをしようと数分のうちに確信したのである。

こうした瞬間に出会ったことのある人なら、それを感覚と呼ぶ人もいるだろうが、実際には言葉で表現し切れない、もっと大きなものであることが分かるはずだ。私にとってそれは、何かを考えたり感じたりするのではなく、何かを本当に知るということに、人生において最も近づいた瞬間だった。目にしたものを描写しても、その感動はうまく伝わらない。それは、私が今まで見た中で、彼女が最も美しい女性であったということだけではない。彼女の魔法のような笑顔のせいでもない。彼女の優美さやおだやかさでもない。その時初めて、私はもう1人の自分、人生のパートナーに出逢ったと感じたのだ。相手の手を取り、もう自分は独りではないのだと、底知れぬ安堵感を覚えた瞬間だった。

５日後、カリフォルニアからニューハンプシャーに帰る道すがら、私はどうすればこの先２人がずっと一緒にいられるのか、そして結婚し、いずれは彼女の愛するサンフランシスコに引越すことができるのか、計画を練った。すべてが無謀だった。もちろん、彼女は自分で決断することだが、私はこれらが実現すると確信していた。のちに彼女が言ったように、それは本当に他に選択の余地がないときに選ぶようなものだった。私たちの進むべき道はすでに決まっていたのだ。

高鳴る心臓から心不全へ／キャンプ場での出来事

こうしたことが私の人生に起こっている一方で、そろそろ次のカヌー旅行のときだと感じた。この旅は、私の古くからの内なる友を忘れまいとする心の拠り所であった。

結婚して最初の数年間、リンダと私は、２人でサンフランシスコに行く目処がつくまで、ニューハンプシャーに住んでいた。美しい木製のカヌーを購入し、夕方から、ニューハンプシャー南部にあるたくさんの小さな湖でカヌーを楽しみ、短いカヌーキャンプにも何度か出かけた。その後、時が来て、私たちはサンフランシスコに拠点を移し、新たな住まいと私の診療所を構えることになった。このころは、新たなことに挑戦する刺激的な時期で、私の頭の中には、まだ見ぬ北米の代表的カヌーの名所、ミネソタ北部にある、バウンダリー・ウォーターズ・カヌーエリア・ウィルダネスへの旅があった。広大な湖と小さな島々が連なり、道もほとんどないこの原生地域は、カヌーキャンプの至宝と呼ぶにふさわしい。

私がこの旅を計画して段取りをつけ、リンダと私はミネソタ州イーリーへ飛び、大自然の中での1週間を過ごすことになった。リンダは多少不安そうだったが、快く承諾してくれた。初日とその夜は、美しい澄んだ水、雄大な湖を彩る巨岩に描かれた古代の絵、そして漆黒の空にきらめく星の下で岸辺のキャンプを楽しんだ。

しかし、翌日、キャンプ場を見つけるのに時間がかかりすぎた。急いでテントを張り、薪を割っていたら、ＳＶＴ（上室性頻拍＝不整脈の一種）が始まってしまった。数年前から、週に2回から10回の頻度で、しかも大した運動もしていないのに、たとえば大勢の前で講演する前に少し不安になるだけで起こることが多くなっていたのだ。川底を流れる水は、時間の経過とともに、溝が刻まれ、より規則正しく水が流れるようになる。しかし、私の場合、不整脈が徐々に悪化し、正常なリズムに戻すのが困難になっていた。そのため、大きなストレスや労力を伴う外出の際には、β遮断薬を携帯するようになっていた。

荒野の果てで、リンダ以外誰もいない中、私は不安になった。不安は状態を悪化させるだけなので、不安になるのは「いけないこと」だと分かっていたが、どうしようもなかった。β遮断薬を飲み、普段からやっていることすべてをやり、心臓を正常なリズムに戻そうとした。寝転がり、膝が頭の上にくるような姿勢を取り、バルサルバ法を行って、頸動脈をさすり、深呼吸をすると、ＳＶＴが緩和されるといわれているものすべてだ。それが止まらなかったのだ。コントロールが利かなくなったのは初めてだった。それを心配しつつも、暗くなる前にテントを張るのも不安だったので、キャンプ作業を遅らせるように粘ったのだが、これも失敗だった。

それから1時間後、1分間に200回もの鼓動が続き、ようやく私は森の地面に横になり、心臓の鼓動を鎮めようとした。蚊に刺されながらテントに入り、まずは寝袋の上に、次にリンダの膝の上に横たわって、高鳴る心臓を落ち着かせることに全力を注いだ。不安は、密閉された環境によって恐怖へと変わり、自分の体をうまくコントロールすることができなくなり、ますます怖くなった。何時間も経った。じっとしていても、瞑想していても、何をやっても良くならなかった。リンダはアメリカ先住民の物語や詩の本を読んでくれた。それでも何も効果はなかった。深夜2時ごろ、私は咳をし始めた。息切れがして、泡のような痰が出た。ミネソタ州北部の離島で、私は心不全に陥っていたのだ。このままでは、数時間のうちに死ぬと思った。

以前から、そんなときはどう感じるのだろう、何を考えるのだろう、と思うことはあった。しかし、別にこれといった発見はなかった。ただ、「息がしたい」と思っただけなのだ。同時に、決断も迫られていた。心不全を悪化させるかもしれないことを承知で、心拍を安定させるためにβ遮断薬をまた飲むべきか？　結局私は、その薬を１錠飲むと、あっという間にリンダの腕の中で眠ってしまった。

１時間後に目が覚め、リンダに「抜けた」と囁いた。リンダは、「動かないで」と言ったのが昨日のことのように思い出される。日が暮れるまでうとうとしながら、呼吸は徐々に回復していった。私は疲れきっていた。

心臓で何が起こっているのか、なぜ心臓病になるのか⁉

リンダはカヌーで助けを求めにいくことにした。彼女は私ほどパドリングが得意ではなく、１人で漕いだこともなかったが、強い流れを越えて、一番近くの島にたどり着いた。カヌーを接岸させ、岩場にくくりつけると、後ろ向きで水中に転落する恐怖に怯えながら、急な坂道をよじ登った。島の浜辺に、カヌーが停まっていて、近くで中年のカップルが朝食をとっているのを発見した。リンダにしては珍しく、涙を流しながら経緯を伝えてくれたのだ。

カップルは素晴らしい人たちで、リンダを落ち着かせてくれたあと、私たちのカヌーを島まで運んでくれ、私がどんな状態なのか確認しに来てくれたのだ。2人は3時間かけてパドリングをし、湖の中で唯一モーターボートが通れるポイントにたどり着いた。そこで、ボートが通りかかるまで待ち、無線で助けを求めた。このカップルは、地図上で私たちの島を正確に示すことができたので、小さな救助隊が水上飛行機で駆けつけ、私たちをイーリーまで飛ばしてくれたのだ。

そのころには、心拍数も通常のリズムに戻り、呼吸も楽にはなっていたが、かつて経験したことのないような疲労感に襲われていた。しかし、その時点でもう大丈夫だと思ったので、病院に行くことには抵抗があった。だが、リンダは「ここは私が決める」と言い、結局病院へ行くことになった。

イーリーの救急医は、私が心拍数の速い状態が長く続いたストレスによる軽い心臓発作だと誤診し、ダルースの地域心臓病院に救急車で搬送するよう言い張った。そこで私は、気さくな心臓専門医に診てもらい、何もせずに様子を見るのがベストであることを説得した。翌日退院した私は、帰宅するまでβ遮断薬を飲み続けるように、また、電気生理の専門医に診てもらい、余分な経路をアブレーション（血管内レーザー焼灼《しょうしゃく》術）により再発を防ぐようにとの指示を受けた。リンダは、選択肢について私以外の意見を聞くことで勇気づけられたようだ。またSVTがいかに私を悩ませているかを知っていたので、数ヵ月後にアブレーションを受けるよう「ラブコール」を送ってくれた（いや、「強制された」、あるいは、「おだてられた」のかもしれない。私は、自他共に認める頑固な患者であったからだ）。

バウンダリー・ウォーターズへの旅は、結果として、私にとって心の奥底を揺さぶるような、大きな発見となった。また、医療技術に対し、時に主張しすぎていた私の姿勢を和らげてくれた。そして、心臓に対する理解の次なる段階へと私を導いてくれたのである。心臓で本当は何が起こっているのか、なぜ心臓は病気になるのか、それを解明しようと思ったのは、このアブレーションがきっかけだった。不思議なことに、この探究の道のりは水、そして水の動きと、心臓の健康を守るための愛というものにつながっていったのだ。あのカヌーの旅がそうだったように。

第9章

心臓を癒す／治療プログラムの基本アウトラインを明かす

術後に心臓病患者が感じる違和感と不安と薬の副作用

私は12年ほど前から、狭心症や不安定狭心症、心筋梗塞に悩む患者に、新しいアプローチで治療をしている。私のところには、あらゆる患者が訪れる。心臓病の家族歴がある人、予防的なアプローチを希望する人など健康状態や病気の程度はさまざまだ。また、激しい運動の有無に関わらず、胸痛が始まったことがきっかけで相談にやってくる人もいる。中には、「コレステロールが高いから」という理由で、一生飲み続けなければならない薬を処方され、試したものの副作用に耐えられなかった、あるいは自分には合わなかったという理由で訪れるケースもある。

しかし、私が診る心臓病の患者のほとんどが、心臓発作を起こした後、バイパス手術や複数のステントを留置した後にやってくる。これらの手術は症状を緩和するのが目的であるのだから、術後に体調が良くなるのは当然といえば当然である。こうした患者が共通して経験することが3つある。

1つ目は、心臓発作や手術を受けて以来「今までと違う」と感じることだ。このような感覚は、多くの場合、漠然としたものだ。たとえば、以前とはエネルギーが違う、体力が落ちている、何かが欠けている、など。多くの場合、老化のせいにしがちだが、それでもほとんどの人が、違和感を自覚し、不安を感じている。

2つ目の経験は、似たようなものだが、むしろ、心臓発作や狭心症の後に心臓病の患者が服用する薬の副作用に関係するものである。スタチン系薬剤を服用すると、脱力感で日常生活ができなくなり、記憶力も低下し、これまで経験したことのない無気力感に襲われる。また、β遮断薬は倦怠《けんたい》感をもたらし、勃起不全やこれまでなかったうつ状態に陥ることも少なくない。血液をサラサラにする薬として、通常プラビックスとアスピリンが使われるが、これらの薬であざができたり、致命的な内出血の危険性があることに不安を覚えたりする。私の患者はみな情報に敏感で、この薬のカクテルを長期にわたって使用することをめぐる論争についてはよく理解している。私たちのほとんどがそうであるように、患者もまた単純明快な疑問を抱いている。どんどん悪くなるのではなく、もっと強く、もっと健康になるような方法はないのだろうか？　この疑問こそが、何より私の門を叩くきっかけとなるのだ。

スタチン系薬剤が記憶を妨げるメカニズム

私は自分の患者に対して、「医学のアンビル（金敷《かなしき》）説を信じている」と多くの人に話してきた。たとえば、あなたは日ごろから、あまり頭痛に悩まされることがないとしよう。ある日、歩いていたら頭に金敷が落ちてきた。その後、毎日頭痛がするようになった。それはきっと金敷のせいである。

医師によっては、アンビル説を信じない人もいる。私の同僚には、空軍の飛行外科医がいた。ある年の健康診断で、彼はコレステロール値が高く、飛行を続けるにはスタチン系薬剤のリピトールを服用する必要があると告げられた。リピトールを飲み始めて数週間後、彼は飛行中に記憶喪失の発作を経験した。主治医にリピトールのせいかと尋ねたところ、違うと言われた。疑問に思った同僚が薬を止めたところ、再び記憶喪失になることはなかった。それから1年後、仕事を継続するためにリピトールを再開したところ、再び記憶喪失に陥った。主治医は「リピトールのせいではない」とまたもや言い張った。私の同僚は、自らその関係を調べ始め、スタチン系薬剤を服用した他の患者の体験談をまとめたウェブサイトを立ち上げ、ついには“Lipitor: Thief of Memory”（リピトール：記憶泥棒）という本を書き上げたのだ。この本では、スタチン系薬剤が記憶を妨げるメカニズムを、同様の症状に苦しむ何千もの人の体験談からヒントを得て詳しく説明している。スタチン系薬剤の危険性の1つを指摘した上で、この話のポイントは、多くの医師がアンビル説を信じていない、あるいは信じていても、患者に然るべき質問をしたり、患者の話をじっくり聞いたりすることさえしない、ということだ。医師として、これは絶対に犯したくないミスだ。

そのため、心臓病の患者、あるいはどんな患者でも、私のところに来たら、いつもこう問いかけることにしている。「何があったんですか」別の聞き方としては「直近で調子が良いと感じたのはいつですか、そして現在に至るまで教えてください」言い換えれば、あなたのストーリー（体験談）を話してほしいということだ。このアプローチの最大の利点は、一般的に患者、特に心臓病の患者は、「アンビル」の出来事だけではなく、人生における喪失、ストレス、愛、挑戦など、自分の心臓の不調が他のことにも関係していることを直感的に理解していることだ。

幸福感、カタルシスが病んだ心臓を癒す第一歩となる⁉

患者には、心臓病とは無関係だといわれているようなことも含めて話すように勧めている。心臓病は、これまで学んできたような、冠動脈のプラークだけではないからだ。私が耳を傾けようとしているのは、その人の暮らしの中で、副交感神経の抑制を引き起こしている出来事、つまり、その人が幸福を感じられているかどうかという部分だ。だからこそ、まずその人のストーリーと、人生の中で起こった特定のエピソードに重点を置いて、治療を始めることにしている。このこと自体が、多くの場合、カタルシスとなり、病んだ心を癒す第一歩となるのだ。

患者が話しているときに、私は決してアドバイスをしたり、特定の出来事が心臓病の「原因」ではないか、と意見を述べたりはしない。その人の人生における内面的なプロセスを尊重するあまり、そこに介入することはできないからだ。それはシンプルであるがゆえにパワフルである、自分の人生を語ること、いや、おそらくは人生を見つめ直す作業ともいえる。

語ることとは、どんな形であれ、意見や訂正をされるものではない。共感をもって話を聞いてもらうことは、もしかしたら、多くの人が経験する、回復に向けた最も有効なステップかもしれない。私たちの文化では、患者の話をじっくり聞くことからスタートするというのは、実は医療行為としては画期的なことだ。まずは、患者の話を深く理解することが、出発点である。願わくば、患者が自身の体験を語ることで、自らの「アンビル」を見つけ、その気づきによって、人生に何らかの変化をもたらすことができるようになればと思っている。

患者への質問は、次に進む。どんなものを食べていますか？　いつ、どのようにして寝ますか？　1日の大半はどんなことをしていますか？　体をどのように動かしていますか？　座ることが多いですか？　誰と一緒に過ごしていますか？　家族関係や、その他生活に必要な細かいことはどうなっていますか？

患者のこれらの質問に対する答えの中で、私は心の声を聴いている。私たちの根幹をなす性格、ものの見方、傾向は、物理的な心臓に宿っているという証拠がある（第12章参照）。私は、一緒に座っている人の心を理解したいし、その人がどのように生きているかを詳しく話してくれるのを聞きたいと思っている。もしかしたら治療前は、食生活が乱れ、体を動かさない時間が多く、病気や生活のことで不安や落ち込むことがあったのかもしれない。しかし、治療が進むにつれて、心臓の状態を知り、理解するために、私たちは一緒に、ストーリーや細かい部分を再確認していく。

そして、身体全体のバランスを知るために、健康チェックをする。血圧はどうか？　脈拍はどうか？　脈拍数だけでなく、脈拍の特徴や強さなど、全体としてのバランスを見る。脈拍は弱く元気がない感じなのか、強く弾んでいるのか、不規則で飛び跳ねているのか？　これらのことから、私に助けを求めている患者の心の内を読み取ることができるのだ。また、目、虹彩、舌を見る。腫れているのか、湿っているのか、それとも乾いているのか、それも干からびた感じなのか？　舌を見れば、それが分かる。

5つの異なる部位の心音を聴き、ストレスエコーを重視する！

私は、心臓と肺の音を聴く際、特に、2つの特徴的な心音を聴いている。心音を聴くとき、少なくとも5つの異なる「部位」がある。これらの部位はそれぞれ、2つの心音のうち1つを強めたり弱めたりする。胸骨左側上縁から始まり、胸骨左側下縁から心尖部にかけて、2つの音の強度（大きさ）の違いを聞き分けることができる。健康な人の場合、胸骨の左側底部付近で、この2つの音は同じ強さとなる。この等しい強さは、心臓という体の中心的な空間で合流する、上からの交感神経系（頭、神経系）と下からの副交感神経系（代謝）が、バランスをとっていることを示している。これは、本来あるべき姿である。

私たちの体はバランスを取ろうとする。交感神経と副交感神経の2つの強さは、心臓の左下部の境界でぶつかり合うはずだ。このとき、2つの心音は同じ強さになるはずで、聞こえてくるのが「ラブ－ダブ音」（聴診で聞こえる正常な心拍の特徴的な音）である。しかし、胸骨左側の最上部では、「ラブ－ダブ」の第1音（「ラブ」の音）、または神経系が強調されて聞こえてくる。一方、心尖部、つまり乳頭線の真下では、「ラブ－ダブ」の第2の音（「ダブ」の音）、あるいは代謝系が最も大きく、激しくなる。

自律神経のバランスが取れている場合、心音は胸骨の左下の境目で同じ強さになる。ここでバランスが悪いと、音の強弱によって自律神経のどの部分が優位なのかが分かる。心臓病のほとんどの人は、交感神経系が優位になっており、「ラブ－ダブ音」は心尖部まで第1音の「ラブ」が強くなって聞こえてくる。時間の経過とともに、治療により、その状態が修正され始めるかどうかを観察することができるのだ。

そこから、腹部を触る。特に内臓、中でも肝臓の腫れは、代謝に負担がかかり、状態が悪くなっていることを示唆しているため、これを調べるようにしている。最後に脚を診て、第2章で説明した血液循環の起点となるこの部位の静脈が腫れていないか、うっ血していないかを確認する。脚に浮腫、つまりむくみがあれば、血液循環が悪くなっていることを示すからだ。話を聞き、診察をすることで、患者の生活や体調だけでなく、自律神経のバランスや、血行の良し悪しを把握することができる。

そして、検査に移る。基本的に、私は最小限の検査しか行わない。心臓に問題がある、あるいはその疑いがある人を評価する場合、私が最も重要視する検査は、HbA1c、hsCRP、ストレスエコーだ。HbA1cは糖化ヘモグロビンとも呼ばれ、過去約8週間の平均血糖値を知ることができ、血糖値、糖尿病、糖尿病予備軍、代謝調整全般の状態を最も正確に評価することができる検査である。

HbA1cの値が常に5・3未満であれば、一般に、心臓病の兆候はない。この値は、血糖コントロールがしっかりできていること、インスリン濃度が低いこと、炎症がほとんどないこと、そして何より小血管（毛細血管）疾患がないことを意味する。A1c値が高いほど、これらの問題が見つかる可能性が高い。6・2以上の結果は、重大なプラーク、心臓の代謝機能障害、自律神経のアンバランス、小血管疾患が強く疑われる。このような場合、食事と運動による代謝回復プログラムで対処することができる。

hsCRP（高感度C反応性タンパク質）検査は炎症の指標となるもので、通常A1c値と関連している。この数値から、血管の炎症が判断でき、0・5未満が理想とされている。数値が3に近づくかそれを超えると、著しい炎症が起きている典型的な状態である。この段階に至ると、プラークの形成や小血管疾患の兆候が見え始める。この場合にも、規定の食事療法と運動療法で対処することが可能だ。

最後に、ストレスエコーは、運動による負荷に対して心臓がどの程度正常に動くかを評価する検査である。心臓は常に動き、弾力性が不可欠だ。心臓の硬い部分や柔軟性に欠ける部分は、心臓専門医が動脈の閉塞と解釈しているが、これは心臓のその部分において、正常な筋肉の動きを生み出す代謝過程のすべてが損なわれていることを意味する。血流は、大血管（冠動脈）と小血管（毛細血管）の両方を通じて、心筋の健康状態、およびエネルギー代謝と老廃物排出の能力に影響を及ぼす。そのため、血流は心臓全体の動きにも影響し、それがストレスエコーによる評価対象となる。心臓が元気に動けるかどうかは、新陳代謝の影響、炎症の有無、自律神経のバランスが取れているかどうかが一因となる。心臓の動きに異常が見られた場合、私が提案する心臓の治療により、その動きを正常な状態に戻すことができるかどうかを検討する。

アーシングの効果は、水の動きを生み出す力と同じ原理に基づく！

患者の話を聞き、診察を終え、検査結果を見ると、治療へと移行する。具体的な内容としては、患者が再び体験したことや胸の内を話し、食事を変え、何らかの運動を取り入れ、薬（特にストロファンサス種子エキスやg－ストロファンチン／ウアバイン－注：現在はストロファンサス種子エキスを使用）を摂取し、EECPを受けるというものである。

こうした治療法の詳細については、第7章で、"Nourishing Traditions"（訳：伝統食のすすめ）式の脂肪をたっぷりと、炭水化物を少なめにした食事療法などを紹介した。この食事法は、心臓病の原因となる、A1c値とhsCRP値の上昇に反映される、代謝異常の治療に特に効果的である。運運動については、基本的なプランとして、可能な限り裸足で1日30分歩くこと、特に海の近くに住んでいる人は砂浜で歩く。裸足で歩くことができない場合は、外で精力的に1日30分歩く。

裸足で歩くこと、すなわち「アーシング」の効果は、水の動きを生み出す力と同じ原理に基づくものである（第2章参照）。私たちの水（つまり血液）の動きを良くすることは、健康な血液循環の重要な要素であり、心臓もその一部である。

血流が良くなれば代謝が上がり、筋肉からなる心臓の健康が回復することにつながる。裸足で勢いよく歩くことは、血流を促し、全身の循環を改善する上で鍵となるのだ。

その他、心臓を含む筋肉の代謝を高め、細い血管の形成を促すために重要なのが、週1回の高強度筋力トレーニングだ。ケン・ハッチンスのスーパースロープログラムなど、同様の高強度トレーニングであればいずれも効果が期待できる。この種のトレーニングは、筋肉の成長を促し、その成長を維持するための新しい血管の形成を促進する。これは、筋力トレーニングプログラムの作成に熟練したトレーナーの指導のもとで行うのが効果的だ。

楽園からの贈り物と呼ばれる植物療法
ストロファンサス種子エキス（ウアバイン）

薬に関しては基本的にシンプルで簡単なものだ。まず、ストロファンサス種子エキス治療用リキッドは、最初の1週間は1日1回7〜10滴、それ以降は1日2回、同量を口の中に垂らし、1分間含んだあと飲み込む。医師の指導がない場合、これを最大量として使用する。次に、ストロファンサス種子エキス治療用カプセルは、通常、1日1〜2回、カプセルを割って粉末を口の中に入れ1分間含んだあと飲み込む。1日1カプセルから始めて1週間、医師から特に指示がない限り、1日2カプセルを上限に使用する。

用量は、その人の反応に応じて調整する。これは非常に重要であるため、g－ストロファンチン（またはストロファンサス種子エキス）の使用に熟練した医療従事者と連携することが最善の方法だ。負の作用はまれであるが、カプセル、液体エキスに関わらず、各自最適な量を見つける必要がある。求められる効果は、症状が和らいだという感覚で、具体的には、心拍数の安定、痛みの軽減、体力の増強、心理的緊張の緩和、快眠、全体的な機能の向上などが挙げられる。数ヵ月後、ストレスエコーが改善され、心臓の代謝機能が全体的に向上しているかどうかを確認する。最適な用量を見つけたら、私は通常、その用量を患者に継続的に、場合によっては一生、処方し続けることにしている。

歴史的に、ストロファンサス種子エキスとその有効成分であるウアバインの主な用途は、心機能を高めることにあり、アフリカの人々は、この植物療法を「楽園からの贈り物」と呼んでいた。ストロファンサスは、何世紀にもわたり、副交感神経系を改善し、心機能の向上、スタミナ増加、質の良い睡眠、不安の軽減、幸福感をもたらすなど、その優れた効果を発揮していたのだ。最近の研究では、ストロファンサス（ウアバイン）が、老化防止効果の極めて高い成分として、また体内の組織が酸素をより効率的に利用できるようサポートし、保護する強力な治療法として有望な結果が示されている。現在、私が扱っているストロファンサス種子エキスは、カメルーンで入手した野生のストロファンサスの種子を原料としている。

他に通常使用するのはエミューオイル1日6カプセルだけで、これは特殊な脂肪と多量のビタミンK_2により、血管をしなやかにする作用がある。中には、冠動脈に蓄積したプラークがわずかながら減少したのを目にしたこともある。

最後に、可能であればEECP（体外式カウンターパルセーション）の7週間コースにより、胸痛の軽減、機能の改善、正常な小血管または側副血行路の回復を図る。通常、この7週間の治療コースは狭心症の緩和と、患者の生活能力の向上に効果的だ。また、全身の血流が良くなり、心臓の血液循環がしっかりし、スタミナも飛躍的に増進する。EECPは心臓を障害から守るため、原則として5～7年間は治療を継続する必要はない。

これが治療プログラムの基本的なアウトラインだ。私は、患者の特定のニーズと症状に応じて、アプローチを変更する。肝臓のうっ血を何とかしなければならない患者もいれば、リラックス法の指導が必要な患者もいる。いずれ、近い将来、より多くの医師が、患者の代謝機能の回復に精通し、それに続いて、心臓に問題を抱える人を真に癒すことができるようになればと願っている。これは今、まさに必要とされている技術なのである。

では、実際にどのように作用するのか？　今から12年前、私が初めてストロファンサスを治療に使った患者の1人が、私のところにやってきた。その男性患者は70代半ばの糖尿病を患うロシアからの移民で、旧ソビエト政権下、シベリアの収容所で何年も過ごしたことがある人だった。ソ連崩壊後に解放され、残りの人生を過ごすためにアメリカに渡ってきた。最初に私に訴えてきたのは、少し動いただけで息切れがする、胸が痛いということだった。人生の最大の楽しみはクロスカントリースキーという彼だが、初めて会った時、疲れと胸の痛みで、郵便受けまで歩くことさえままならなかった。

当時、私が主に行ったのは食事療法とストロディバル（g－ストロファンチンの一種）であった。2ヵ月後には糖尿病が治り、クロスカントリースキーを再開できるようになった。その後、他の治療がほとんどない状態で7年間この状態が続いたが、80歳を過ぎたころから、体の動きが鈍くなった。彼は診察のたびに「自由を感じたい」と口にしていたが、彼が経験したことを思えば、無理もないことで、その感覚はスキーをするときにだけ味わえるのだと言っていた。食事療法とストロファンサスによって、彼は人生を取り戻したと感じていた。

自律神経のアンバランスとg－ストロファンチン（ウアバイン）

人はストレスを受けると、短期的であれ長期的であれ、しばしば心臓に何らかの症状を感じるようになる。たとえば、頻脈、不整脈、不安、胸痛などである。これらの症状には、心臓の異常を示唆するものや、さらなる問題を引き起こすものがある。このようなストレス状態を早期に解消することは、心臓病の発症を防ぐ上で極めて重要になる。

また、ある女性患者は、私のところに来たとき、交感神経が優位な状態だったのだが、すぐに私に手紙をくれた。

「ウアバインに出逢ったことに感謝の気持ちを伝えたくて、一筆させていただきます。

私は健康と生活面で、すでにたくさんのポジティブな変化を実感しています。週に3、4回あった嫌な夢や心臓の高鳴りは、ウアバインを飲み始めてから1回しかありません。一晩中熟睡できるようになりました。以前は尿意で1、2回起きていたのに……。

また、1日中気分が落ち着き、より積極的になりました。運動を続けても、常に安定した心拍数を維持できるようになっています。休んでいる時の心拍数が80台から60台まで下がり、頭や耳で心臓の音が聞こえることはほとんどありません。

私は、あなたが現代医学の医師でありながら、真の『統合医療』を実践し、その中で最も優れた自然療法を選んでくれたことにとても感謝しています」

その温かいメッセージの中に、心臓の問題の根底にあった自律神経のアンバランスが垣間見える。彼女は、g－ストロファンチンの摂取前は、交感神経が優位な状態だった。それが、ライフスタイルを変えることなく、ウアバインを併用するだけで、すぐに解決したのだ。もちろん、g－ストロファンチンは他の療法との組み合わせで効果を発揮するのだが、患者によっては食事や運動を一切変えずに、g－ストロファンチンのみを希望する人もいる。驚くことに、特に心臓病の主な原因が自律神経のアンバランスである場合、それがたいていの場合そうであるのだが、患者はしばしば迅速かつ時に深い安らぎを覚えるのである。

心を開き自分を感じる／心臓は自己の保管場所である

その後、もう1通手紙が届いた。それは、最初に私のところに来たとき、2つ目のステントを入れていた60代半ばの男性からだった。この患者は、スピリチュアルな人で、処方薬の毒性が自分の肉体的、精神的、霊的なバランスに悪影響を及ぼすことを心配し、別の治療法を探していたのだ。

「ある朝、目が覚めると胸に圧迫感を覚えたので、それを和らげようと、ベッドから出て立ち上がりました。3時間後、椅子に座った状態で、何かがおかしいと感じたので、妻に連れられて病院へ向かいました。心臓発作を起こしたという事実を突きつけられ、私にはほとんど選択肢がありませんでした。おそらく、ステントとすべての『薬』が私の命を救ってくれたのでしょう。最初のころは、低脂肪の食事を心がけていました。しかし、それは、処方された薬と合わせて、私の人生を終わらせていたかもしれませんね。

その後、高脂肪、高コレステロール、ヒマラヤ岩塩、さらに、ストロファンサスを使った食事で、その効果はすぐに現れました。私は人間に戻ったような気がしたのです。処方薬を中止したあと、調子はどんどん良くなっていきました。ストロファンサスは、あり得ないことをやってのけたのです。私の心を、自分を感じる心を、開いてくれたのですから。

また、血圧も下がりました。ホメオパシーのレメディにこんな効果があるとは！

しばらく経って、私は尋ねましたよね。今後、心臓発作を起こさないようにするには、どうしたら良いか、と。

私たち夫婦は早速、低炭水化物ダイエットに挑戦しました。2人とも体重が10キログラム近くも落ち、それを維持できているので、再び自分たちの力で生きているという実感が湧いてきたのです。

従来の医学が私の心臓の問題を強引に治療するのに対し、あなたは私をちゃんと理解しながら治療してくれました。私がどちらを好むと思いますか？」

この男性の話で特に説得力があるのは、心を開いて「自分」を再び感じられるようになったと書いていることである。第12章で触れるように、肉体の心臓は、私たちが自己と呼ぶものの保管場所である。本当の心臓治療とは、心を開き、真の自己を見出す能力を取り戻すこと、あるいは「高める」ことである。この男性は、その後何年も経っているが、心臓の症状はなく、薬も処方されておらず、これ以上心臓の治療は必要としなくなっている。

第2部

コズミック・ハート
広大無辺な宇宙と
心臓との関係性

第10章

宇宙のハートを探ることは、人類を死に至らしめる科学万能主義の呪縛を解くこと！

産業化された医療制度が医学的に優れているわけではない！

ここにきて、ようやく一区切りというところだろうか。これまで私は、主に人間の心臓について取り上げてきた。血液の循環、心臓の形態と機能、そして世界一の死因である最も一般的な心臓病の原因や治療法について探求してきた。[1]この時点で筆をおくこともできただろう。しかし、ここで終わらないのはなぜか？

それは、私が長いあいだ目指してきたのは、病気の原因を少しでも深く理解するための本を書くことだったからだ。原因の理解なしに治癒はあり得ない。これまでのキャリアを通じて、病気を社会的、経済的、政治的、個人的な文脈から切り離すことは、重大な誤りであることが、私の中でますます明確になってきた。病気は文化的、社会的な文脈の中で定義される。アメリカでは精神疾患、妄想、統合失調症のレッテルを貼られた人が、別の文化では村のシャーマンや聖人として崇められていることもある。

また、アメリカでは、何十億ドルも投じて、疑問視される心臓の薬や開胸手術で対処している病気も、世界の多くの人にとっては、精神的・個人的苦境の結果と考えられているかもしれない。この世界観を「単純過ぎる」と言ってしまえばそれまでだが、産業化された医療制度が医学的に優れているかというと、そうではない。誠実な医師であれば、患者の病気がどのようなものであるか、より大きな視点で考えなければならない。

たとえば、世界の囚人の8%は、アメリカで収監されているアフリカ系アメリカ人男性だ。[2] これは、アフリカ系アメリカ人社会にとって、コレステロール値よりも大きな健康問題なのではないのだろうか？　また、ガザ地区に住む子供の主な死因は、戦争による心的外傷である。[3] これは、子供がワクチンを接種しているかどうかを問題にする以上に大きな公衆衛生上の問題なのではないだろうか？

そして、今日の世界規模の汚染環境では、人間であれ、動物であれ、母乳が有毒で発がん性のある化学物質にさらされている。母乳に有害な化学物質が決して入らないようにするための公衆衛生への取り組みよりも、産道でのB群溶連菌感染や出産後数時間のB型肝炎注射の方がより重要な対策であると考えるべきなのだろうか？

もちろん、こうした比較は無意味なことかもしれない。しかし、私が言いたいのは、こうした例や他の何百もの例が、心臓病学の学会や医学雑誌、あるいは自然療法を実践している人たちの著作にさえ、決して出てこないということである。しかし、彼らは知る必要があり、私たちはこうした関連性を明らかにする責任があるのだ。

私はこの本について考え、執筆しているうちに、病気の根源を探らずして、病気の根源を追求する本は書けないことに気づいた。

宇宙に通じる心コズミック・ハート

病気の根源は、私たちを取り巻く世界に潜んでいる。この根源には、私たちが世界にどう接しているか、私たちが「自由に」している社会・経済・政治体制が含まれる。それは、たとえば、世界の海の健康状態がサンゴ礁に影響を与えるのと同じように、私たちを取り巻く世界は、私たちの認識も含めて、私たちに影響を及ぼすということだ。これこそが本質であり、私のテーマでもある。“Cosmic Heart”（コズミック・ハート）、つまり、広大無辺な宇宙と心臓との関係性を理解することが、人類が現在置かれている状況を解き明かす鍵となるのだ。

英語の“heart”はハート、つまり心臓を指すが、心《こころ》という意味もある。“cosmic heart”を直訳すると「宇宙のハート（心臓）」となるが、「宇宙に通じる心」とも読める。この表現を聞いて、あまりにも現実離れしていると感じるなら、心を中心にして育まれた言葉について考えてみてほしい。なぜ私たちは、「心の中ではできると思っている」と言うのか。なぜ私たちは心を愛、ロマンス、勇気、英雄と結びつけるのだろう。心臓は血液を押し出す単なる筋肉ではなかったのか？　なぜ私たちは、誰かが“a heart of gold”（優しい心）をもっていると表現するのか。

科学は、心臓とそれがなぜ病気になるのかを理解するのに役立つ手段を与えてくれる。しかし、科学だけでは充分ではないのも事実だ。この意味において、私たちは、科学が唯一の正当な知識であるとして、全幅の信頼を置くという危険な道を歩み始めている。

科学が「実験や観察により学んだ事実に基づく自然界の知識・研究[4]」の類であるならば、愛のようなものはどう説明されるのだろうか。私は愛の存在を知っているが、子供や親、あるいは配偶者をもつ人なら誰でもそうであってほしいと願う。しかし、科学がそれをどのように証明するのか、手がかりがない。宇宙のハートを探ることは、人類を死に至らしめる科学万能主義の呪縛を解くための一歩であり、重要な一歩だと確信している。

天動説から地動説へのパラダイムシフトが「破壊」を招いた⁉

医学部時代、アントロポゾフィー学者で天文学者、物理学者でもあるノーマン・デイビッドソンという人のアントロポゾフィーの講義を受ける機会があった。初めて聴いたアントロポゾフィーの講義で、デイビッドソンの口から出た最初の言葉は、「星や惑星、あるいは自分自身を知るために、本気で知るために、最も大切な唯一の概念がある。それは、地球が静止しており、太陽、惑星、星が私たちの周りを回転していることを理解することであり、その逆ではない」というものだった。参加者が席を立ち、出口へ向かう中、私は「自分はきっと正しい場所にいるんだ」と思っていた。

私たちは学校で、太陽系は「固定された」太陽の周りを、太陽系の惑星がそれぞれ一定の距離を保ちながら回っていると習う。また、その軌道は正確には円軌道ではなく、楕円に近いものであることを学んだ（実際にはそうではなく、太陽は宇宙空間を螺旋状に回っており、惑星はその周りを螺旋状の経路で引っ張られているのである）。そして、地球はこの楕円形の軌道を時速約1万1000マイル（約1万8000キロメートル）で移動しており、その垂直から23度傾いた軸を時速約1000マイル（約1600キロメートル）で自転していることを教えられた。

もし、学校に通ったことがなく、１日中自然の中で農耕や狩猟、採集などをして過ごしている人たちに、自分たちが巨大なコマみたいに回転しながら、猛スピードで宇宙を疾走していると説得したらどうだろう？　また、毎朝東から昇り、毎晩西に沈む太陽は、実際には移動しておらず、逆に動いているのは私たちであることを説いてみてほしい。うまくいけばよいのだが。

最近、５００人ほどの前で講演をしたのだが、その約98パーセントが大卒またはそれ以上の学歴をもつ人たちだった。私は、「地球が太陽の周りを回り、その逆はない」と考えたのは誰だか知っているか、と尋ねた。聴衆の全員とは言わないまでも、ほとんどが手を挙げた。もちろん、コペルニクスである。16世紀にこの地動説の原論を書いたポーランドの天文学者だ。

次に、誰でもできる簡単な観測で、地動説でしか説明できないことを、会場の何人が知っているかと聞いてみた。結果に驚いた。驚いた、というのには理由がある。天動説から地動説へと移行したことは、人類の歴史における大転換点であり、今日までその影響が尾を引いているため、学校に行ったことのある人なら誰でもこの事実を知っていると思われるからで、手を挙げたのはたった1人だったからである。彼は、惑星には観測可能な逆行現象があり、これは地球の周りを回っていたら起こりえないことだと説明した。実は、ギリシャ語で「さまよう者」を意味する惑星が惑星と呼ばれる理由の1つは、天動説が不可解な現象であったことにある。

たとえ、地動説がなぜ正しいのかを理解できていない人でも、（私の講義での経験を踏まえれば、理解している人は驚くほど少ないと思われる）西洋では多くの人が、知るための優れた手段として、「原始的」な方法と比べると、依然として科学を引き合いに出すことだろう。そこで、2つの説がもつ（あるいは少なくとも関連する）それぞれの特徴を比較してみることにしよう。

天動説を信じる（信じた）人は、一般に、次のようなことを言う。

◉数千年にわたり、持続可能な社会に生きてきた

◉自然（植物・動物・土壌など）との触れ合いが健康に貢献している
◉動物や植物を広範囲に絶滅させたことはない
◉母乳に有害化学物質や発がん性物質は含まれない
◉心臓発作を起こしたことは一度もない

地動説を信じる（信じた）人は、一般に、次のようなことを言う。
◉持続不可能な社会で暮らし、毎年、資源の枯渇に拍車をかけている
◉生物圏の環境を破壊し、大量の絶滅と砂漠化をもたらしている
◉母乳（場合によっては体内）に大量の有毒の発がん性物質が含まれる
◉心臓発作のリスクが高い

相関関係は因果関係ではないことは理解している。また、地動説を信じた結果、上記のようなことが起こったと主張するわけでもない。しかし、天動説から地動説へのパラダイムシフトは、人類と世界との関わりに多大な変化をもたらし、その結果、多くの破壊的な事態を招いたことは認識しておかねばならないだろう。

なぜコズミック・ハート（宇宙の心）なのか⁉

これを踏まえて、私が「コズミック・ハート」（宇宙の心）という表現を使っている意味を探っていきたいと思う。これは何を意味するのか？　人間の心の強さ、パワー、活動は、広い宇宙の強さ、パワー、活動と一致する、あるいは何らかの形でつながっている。これを手始めに考えてみよう。

心臓の形は、立方体の中で中心から左へ36度強の角度をもつ七面体として可視化できることは、すでに見たとおりである。これは、人間の心臓が胸郭に収まっている角度と同じである。そして、この36という値が、摂氏では（少し高めの場合）正常体温、つまり人間の平熱に相当する。思いやりのある人のことを「心が温かい」と表現するが、私たち人間の温かさは、実は心臓からきているのかもしれない。

人間の心臓は、単に宇宙のリズムに組み込まれているわけではない。ハートマス研究所は、肉体的、精神的、感情的なシステムを、直感的な心の声に調和させることを専門とする非営利団体である。その研究により、心臓は体内で指揮者のような役割を果たし、他の器官は心臓のリズムに同調したり、心臓からリズムを拾ったりすることが明らかになっている。[5] このように、異なる器官は一体となって、1つの生きたシステムとして存在しているのだ。

人間は1日に平均2万5920回（平均18回／分×60分×24時間）呼吸しているが、太陽が黄道12星座を通過するのにかかる年数、いわゆるプラトン周期もほぼ同じである。太陽は黄道12星座を72年で1度動くが、これは人間の平均寿命に相当する。この72年というのは、およそ2万6000日であり、これは1日の呼吸数、あるいは太陽が天界を1周する時間に匹敵する。そして、呼気と吸気の間には、過呼吸を防ぐためのわずかな間がある。1年のサイクルにも同じような間がある。たとえば夏至の日、太陽は束の間の「休息」をとり、その後、反対方向に振れる（これは、少なくとも地球からの観測ではそうである）。

この計算は、天動説的な視点で見た宇宙、つまり、宇宙の中心で天空を見上げたら何が見えるか、何が実感できるかを考えたものであり、科学者が数字についてとやかく言うような地動説的な宇宙観から生まれたものではない。[6] しかし、このような視点があったからこそ、伝統的な生活を送る人は、こうしたリズムを熟知し、星を観察することで帰る道、あるいは遠くへ行く道を知ることができたのである。農作物を育て、手入れをし、収穫する方法を知り、季節と天体の現象の固有のパターンを把握し、1人ひとりがその恩恵を受けながら生まれてくることを理解していた。そしてそれは、シュタイナーが原型的な、あるいは「完全な」リズムとして繰り返し強調した視点でもある。人間、そしてその心臓と肺（脈拍と呼吸）のリズムは、1：4の比率で存在する、いわば「創造」のリズム（四方へのお辞儀や完全な正方形の構成）である。

安心感と信頼感の天動説、否定と無関係の地動説と心臓とのつながり

何より重要なのは、この視点が、広大な宇宙の中で、自分自身の居場所を示し

てくれることだ。そして、その視点は、個々の存在に、根源的な、視野の広い、独自性のある基盤を与えてくれるのである。天空を見上げる景色は、たとえば、現在のネブラスカであろうとスリランカであろうと、見え方は場所によって異なる。これは真に人の居場所を大切にする世界観であり、世界のあらゆるものにも宇宙の秩序の中で固有の場所と役割があることを示唆している。これは、根本的に質的な世界観である。同時に、安心感と信頼感のある世界観とも言えよう。

天動説の立場にある人は、自分の目に映るもの、体験するものが信頼できると感じ、知っていた。また、自分が、宇宙の秩序の中で、他の存在と結びついていることを知り、それを受け入れ、活用し、頼りにすることができることも理解していたのだ。こうした親密感、信頼感、独自性があるからこそ、愛や思いやりが生まれるのだ。そして、それは調和の象徴であり、私たちが目指すべき理想である。

自分の農地を「使い切った」として、次に似たような環境に移って同じ作物を栽培したとしても、その土地に愛着は湧かないだろう。私たちはすべての女性を平等に愛しているわけではなく、母親や心の友を愛するものである。私たちは、すべての子供を平等に愛し、世話をしているわけではなく、経験や信頼、結びつきを通じて、1人ひとりの子供を大切にするものである。私たちは皆、同等に土地を愛しているわけではなく、命をつなぐために欠かせないものを与えてくれる、縁のある土地を愛おしむものである。

地動説の教えは、自分自身の経験を否定することにつながる。私たちは宇宙を猛スピードで駆け抜けて、まるでコマのように回転しているのだと学ぶ。そして、広い宇宙で起きていること、太陽系の他の惑星との間で起きていることは、いずれも私たちとは関係がない、あるいは、私たちの居場所は、真の意味で特別なものではない、という考えに結びつく。たとえば、私たちは木に何が起こったか調べたいとき、森にある木や畑にある植物、牧場にいる牛、実験室にいるネズミがすべて同じであるかのように見なしがちだ。では、人間ならどうだろう？　たまたま家が貧しかったり、学校に通っていなかったり、あるいは資源に恵まれた土地に住んでいたりしたからといって、その特殊性はそれほど重要なことではない。多くの人が、人生で2回から4回、「死ぬまで共に」という誓いを立てる今の時代に、一体私たちはどれだけユニークでいられるだろうか？

私たちは、宇宙の中に自らを位置づけるために視野を広げること、また、自分の人間性を心の中に見出すために視点を集中させることで、人間を成り立たせているものや、世界の中での自分の役割というものを、より深く知ることができるようになる。その結果、物事がどのように、またなぜ劣化し、苦しみ、病んでいくのか、どうすれば癒しをもたらすことができるのかを理解し始めることができるだろう。

ちなみに、私は別に「太陽は地球の周りを回っている」と、どうにかして納得させようとしているわけではない。私が言いたいのは、失われたり、断ち切られたりしている人間、心、そして宇宙とのつながりを再認識し、それを取り戻す努力をすれば、おそらく私たちは愛、信頼、安心、そして健康という新たな、あるいはより高められた境地に到達することができるのではないかということだ。

第11章

神経伝達と生命維持の超伝導の基本母体「ORME」金の宇宙形態について

貧困と不健康の関係は、密接すぎる！

不健康の最大危険因子の1つに貧困があるのは、よく知られていることだ。[1]肥満と貧困の関係、[2]糖尿病と貧困の関係、[3]精神疾患と貧困の関係、[4]心臓病と貧困の関係[5]など、数えきれないほどの研究が行われている。

心臓病という言葉があるように、貧困という言葉も、その定義と背景を説明することが重要だ。端的に言えば、貧困とは「社会通念上、必要とされる量の金銭や物資が不足している状態[6]」と定義できる。そして、これを定義するための基準は、米国でも世界でもさまざまに存在する。

たとえば、ピューリサーチセンターがまとめたレポートには、1日2ドル以下で暮らす人は貧しいとされている。[7]2016年におけるアメリカの貧困線は、1世帯で1万1880ドル、4人家族で2万4300ドルだった。[8]しかし、スワジランドでの1日2ドルと、インドでの1日2ドルの暮らしを比較する意味はどこ

コロナ後遺症時代を乗り超える *Hi-Ringo!*な 元気回復アイテムが勢揃い♪

「量子と音が世界を救う」と語る石井社長。ゼロ磁場を作り出すプロテクトパワー抜群のカーボンマイクロコイル（以下、CMC）をはじめ、心も体も元気にする素晴らしい技術を取り入れたHi-Ringoグッズをぜひお試しください。

NEW!

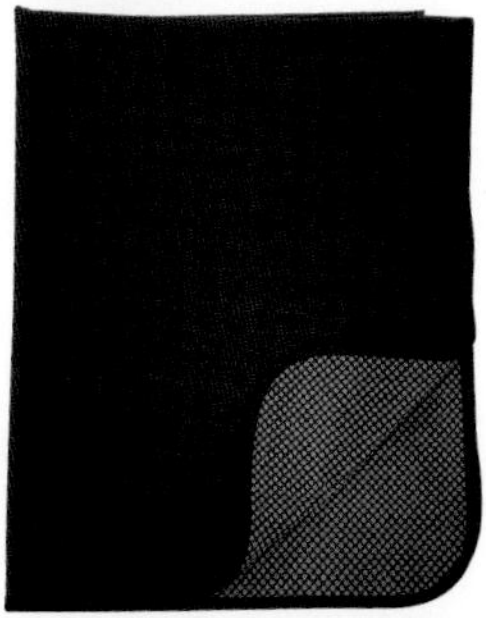

裏面にCMC・ラジウム等をプリント！

CMC・ラジウム・その他、安定させるための物質を精密分散という技術を用いてプリントしたスーパーストール♪使用するだけで電磁波をカットし、癒しをもたらしてくれます。

CMC&Hi-Ringo スーパーストール

33,000円（税込）

●カラー：ブラック
●サイズ：幅約86cm×長さ約139cm
●素材：ナイロン80%、ポリウレタン20%
※模様になっているプリント面を、なるべく広い範囲で体に当てるようにご使用ください。

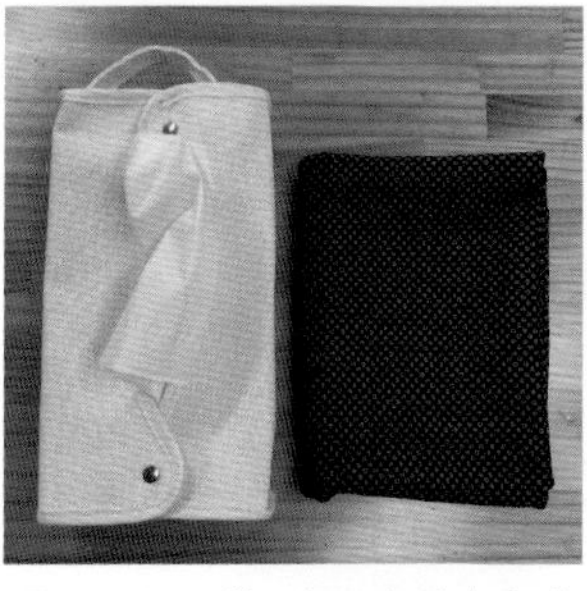

ティッシュボックスより小さく折りたためるので携帯に便利

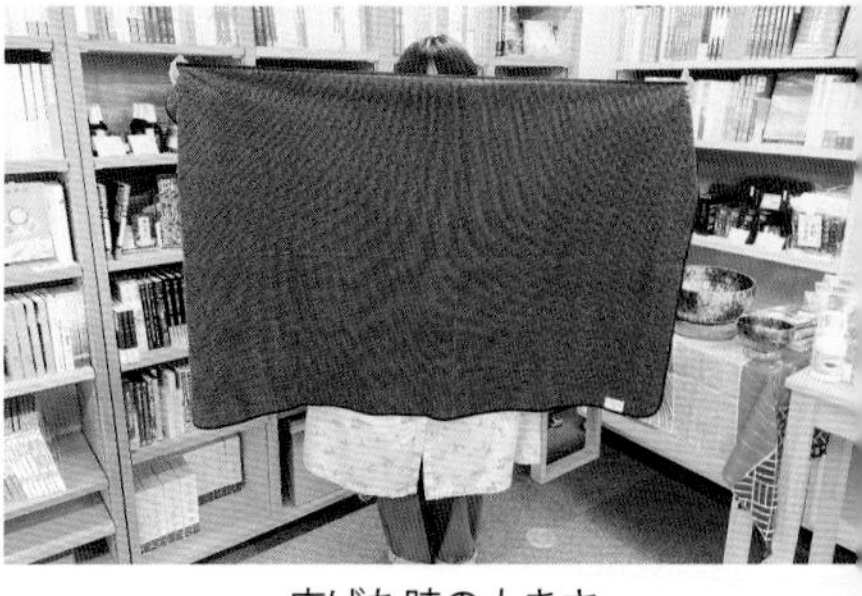

広げた時の大きさ

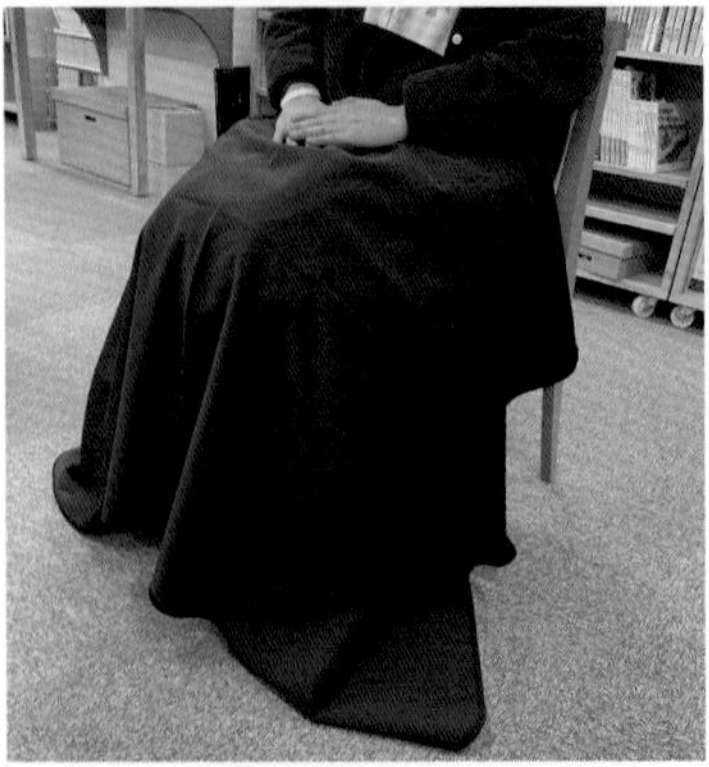

ひざ掛けにしても布がたっぷり余ります

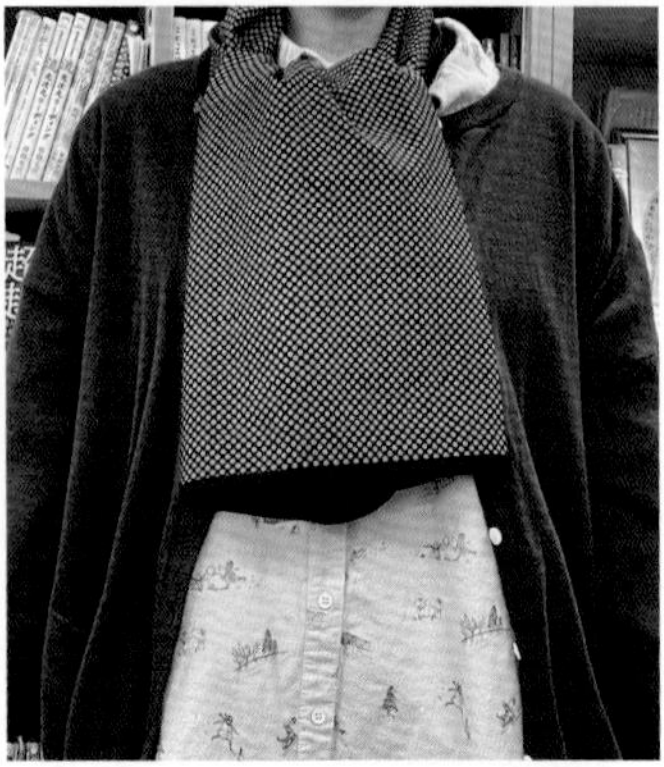

縦に2回折ってマフラー代わりに

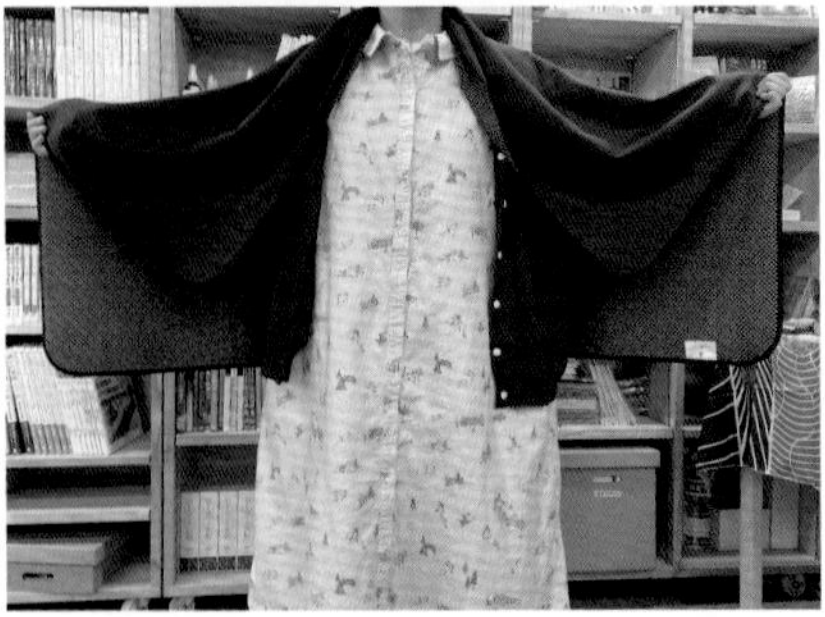

ストールとして使用

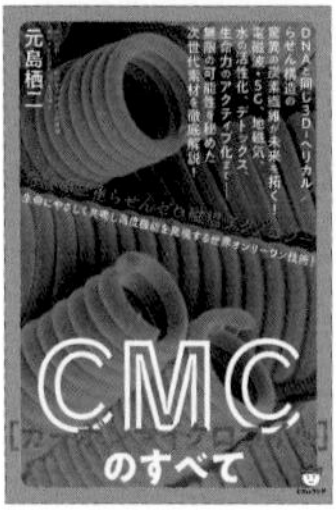

CMC の詳細がわかる本
『CMC［カーボンマイクロコイル］のすべて』2,200円（税込）

奇跡の新素材 CMC（カーボンマイクロコイル）とは??

CMC は、岐阜大学名誉教授・工学博士の元島栖二氏らにより、1989年、世界で初めて発見された二重螺旋状の炭素繊維です。遺伝子（DNA）と同じ構造をしているため、生体と親和性が非常に高いのが特徴です。

CMC に宇宙線や人工的な電磁波が照射されると誘導電流が流れ、互いに反対方向の磁場が発生し、それらが干渉しあってゼロ磁場が発生します。また、電磁波の影響下にある環境で CMC を用いると、脳波がα波優勢に変化！ 健康と長寿のバロメータであるテロメアとも共振します。

Hi-Ringo **高次元バリアシステム！**
最強プロテクションマフラー

CMCスーパーカーボンシート（小）6枚、量子Hi-RinCoil（ヒーリンコイル）6個がスマートにシンプルに装備できる、染めゼロの超天然羊毛繊維の最高級マフラー

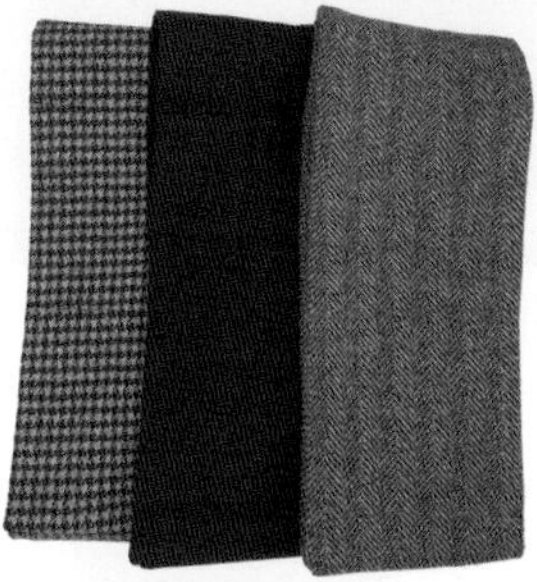

左からガンクラブ・チェック、無地（茶）、ヘリボーン

天然の肌触りと色合いを活かして織られた特級品のマフラーは、イタリアのトップブランド、ロロピアーナの生地。大切に育てられた羊たちの毛を手作業で色ごとに選り分け、丁寧に糸に紡いだものを、最高級の仕立て屋さんの技術で作り上げた逸品ものです。さらにCMCのプロテクション効果と、ヒーリンコイル内蔵の生命体を活性化するホワイト量子エネルギー（WQE）を活用することで、ますます元気に！

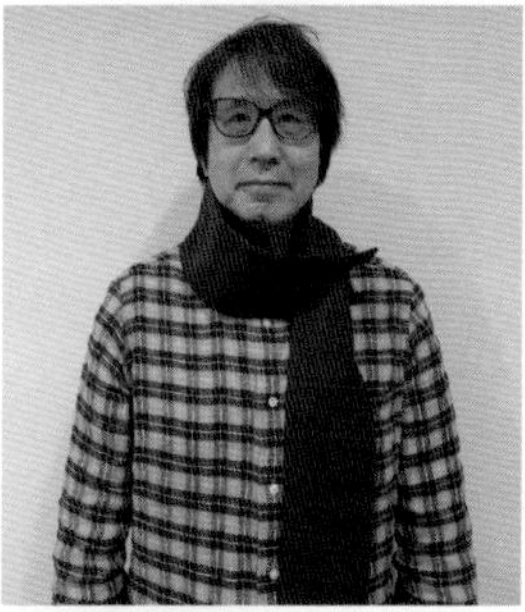

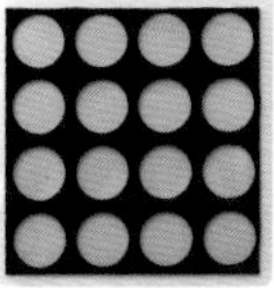

＊1（写真・左）、＊2（写真・下）はフルセットにのみ付属

最強プロテクションマフラー

【思いやりフルセット】

144,000円（税込）

【単品】88,000円（税込）

マフラー
●模様：無地、ヘリボーン、ガンクラブ・チェック ●サイズ：幅約11.5cm ×長さ約116cm
●素材：ウール

CMC カーボンシート【小】6枚 ＊1
●サイズ：8×8cm（CMC：50mg）
●厚さ：約1.5mm ●素材：シリコーンゴム

ヒーリンコイル7個（7色） ＊2
●サイズ：【四角タイプ】約15mm ×15mm
【丸タイプ】直径約17mm　厚さ約2mm（共通）
※白い面からエネルギーが照射されています。
※デザインは予告なく変更されることがあります。

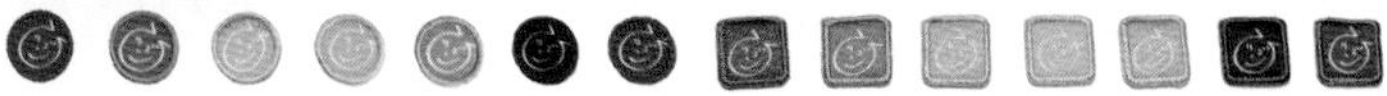

Hi-Ringo史上
最強！
「量子の修理人」
ついに登場！

音のソムリエこと藤田武志先生と、ホワイト量子エネルギー(WQE) 開発者の齋藤秀彦先生のノウハウをW搭載した、新たなヒーリングアイテム。１日２～３時間身につけることで、ホワイト量子エネルギーが原子や分子などをより高いエネルギー状態にして、全身のバランスを整えます。生命力、自信、直観力、表現力、共感力など全体のパワーアップに期待！

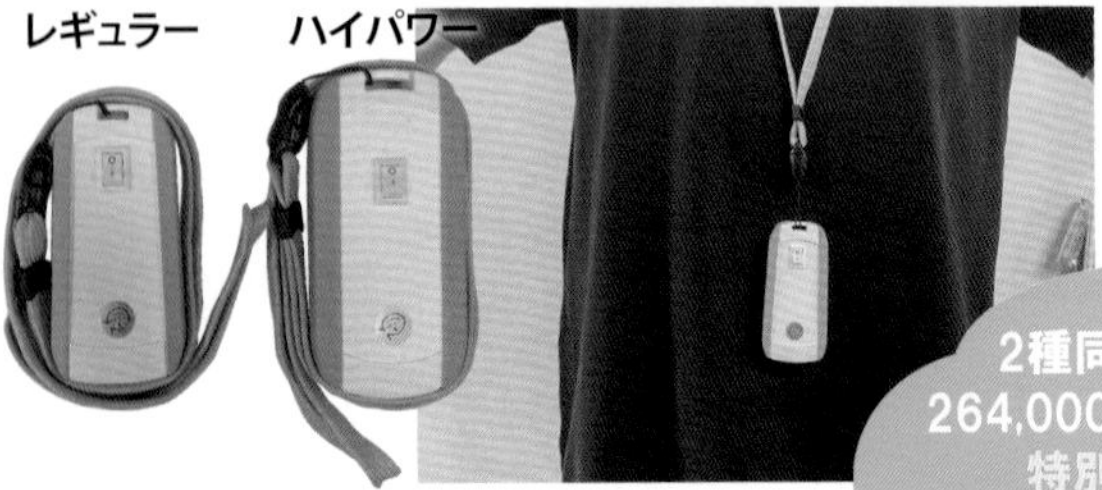

2種同時購入で
264,000円（税込）が
特別価格
220,000円（税込）！

WQE＋/orgone+
量子のクスリ箱クオンタムリペイヤー

【ハイパワー】176,000円（税込）

●サイズ：[本体]幅約5cm×長さ約10.5cm×厚さ約2.8cm[ストラップ]長さ約52cm×幅約1cm　●重量：約70g　●素材：[本体]ABS樹脂[ストラップ]ナイロン　●仕様：マイクロオルゴンボックス、WQEコイル、緑色LED、充電タイプ

【レギュラー】88,000円（税込）

●サイズ：[本体]幅約4.4cm×長さ約9cm×厚さ約2cm[ストラップ]長さ約52cm×幅約1cm　●重量：約40g　●素材：[本体]ABS樹脂[ストラップ]ナイロン　●仕様：マイクロオルゴンボックス、WQEコイル、緑色LED、充電タイプ

※レギュラーとハイパワーでは、バッテリー容量（通電力）が３倍違います。
※デザインおよび色合いは予告なく変更することがあります。

ハピハピヒーリン号 Vol.1
本誌にて掲載！

本アイテムを試して大絶賛の
飛沢誠一先生も加わり
ヒカルランドに欠かせない
先生方、激推しです！

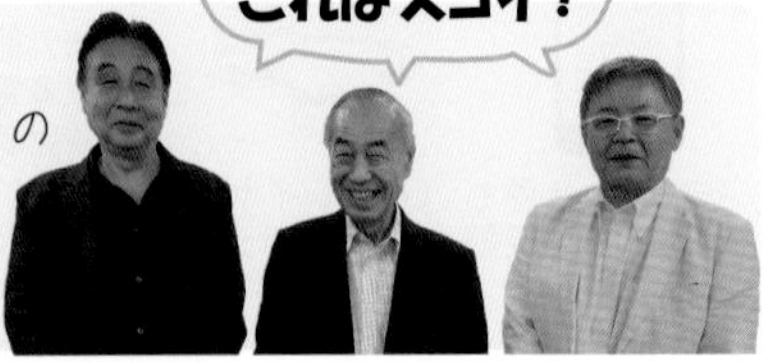

衝撃の量子 Q サウンド再生率を実現した新次元のスピーカー

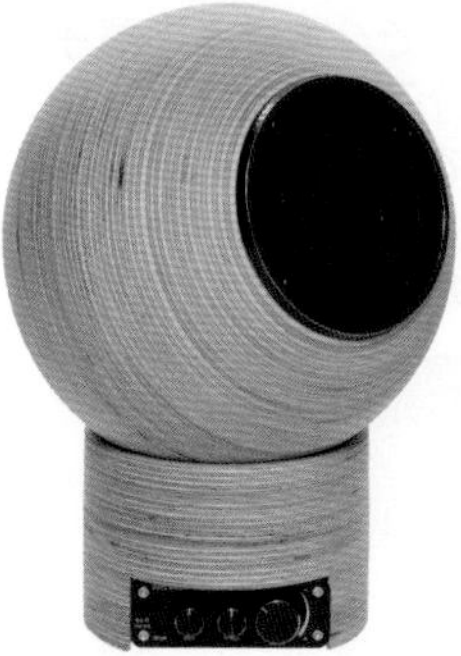

"Taguchi Speaker" で有名な「田口音響研究所」が製作した球体型の唯一無二なこのスピーカーは、"音のソムリエ" こと藤田武志さんも大絶賛。球体の中で音が重畳し合って力強い波動が360度立体的に広がるという、衝撃のサウンドが体験できます。「球面波スピーカー」を採用して、自然界の音を忠実に再現することを可能にしました。さらに「Hi-RinCoil」内蔵によるホワイト量子エネルギーも加わり、耳に聴こえない倍音を含めた贅沢な音質を楽しむことができます。もちろんBluetooth にも対応。CD プレーヤーやスマートフォンとも接続可能です。

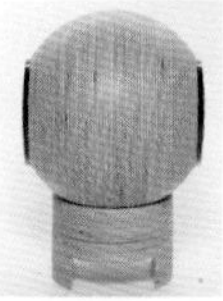

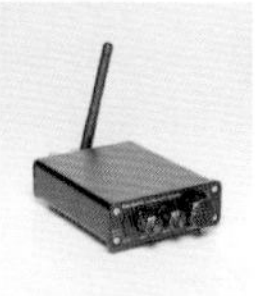

専用アンプもスッキリ収納！

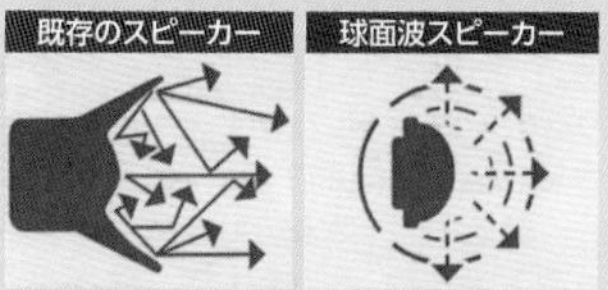

音がぶつかって波形が崩れ、響きに濁りが生じる

音が球体状・立体的に広がり、響きが増幅する

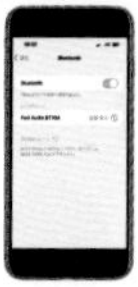

スマホの音源もBluetooth を接続して聞けます

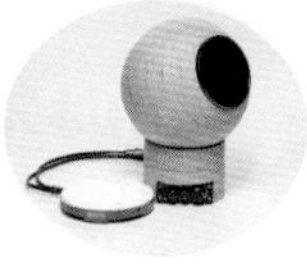

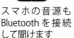

CD プレイヤーやコンポ、ラジカセも接続可能です

Hi-Ringo Special 【球面波・Q・球】スピーカー

300,000円（税込）

●サイズ：［本体］直径約200㎜［台座］直径約135㎜×高さ87㎜［アンプ］縦120㎜×横85㎜×高さ30㎜　●重量：［本体（台座含む）］約1,620g［アンプ］約260g　●入力：3.5㎜外部入力端子×1、Bluetooth 5.0、2.0ch　●インピーダンス：8Ω×2 ●周波数特性：130～23kHz ×2　●出力音圧：83dB／W ×2　●入力：24W ×2　●アンプ出力：50W ×2　●電源：19V AC アダプター（80×240V）　●付属品：専用アンプ（Fosi Audio BT10A）、AC アダプター

※外部オーディオ機器接続用のケーブルは、家電量販店などで別途お買い求めください。

※試聴も可能です。詳細はお問い合わせください。

※1つひとつ手作りのため、お渡しまで時間がかかります。あらかじめご了承ください。

電気を使わず素粒子をチャージ
体が「ととのう」ジェネレーター

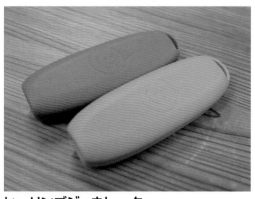

ヒーリンゴジェネレーター

各298,000円（税込）

●カラー：青、赤　●サイズ：縦118㎜×幅40㎜
●付属セット内容：ジェネレーター本体、ネックストラップ1本、コード1本、パッド4枚、収納用袋
※受注生産のため、お渡しまでに1～2か月ほどお時間をいただきます。

浅井博士開発の素粒子発生装置が埋め込まれた、コンパクトながらパワフルなジェネレーター。電気を使わずに大量の素粒子が渦巻き状に放出されるので、そのまま体に当てて使うことで素粒子をチャージし、その人の〝量子場〟が「ととのう」ように促します。ストラップなどで身につけて胸腺に当てたり、付属のコードを使用して「素粒子風呂」を楽しんだり、市販の水や食材の側に置いてパワーチャージしてお使いください。

さらに、内部の素粒子発生装置には、ソマチッドパウダー入りのコイルにソマチッド鉱石も内包され、ソマチッドパワーが凝縮。アクセサリー本体にも、古代より神秘の紋様として知られる「フラワー・オブ・ライフ」のモチーフがあしらわれ、素粒子&ソマチッドパワーの増幅と、より体に素粒子が流れ込むように力を添えています。

ルネ・カントン博士の伝説のマリンテラピー《海水療法》！
太古の叡智が記憶されたキントン水

- 78種類のミネラルをバランスよく含有。
- 100%イオン化されており、高い吸収効率。
- スパイラル（らせん渦）な海流を生む特定海域から採取。生命維持に必要なエネルギーが豊富。

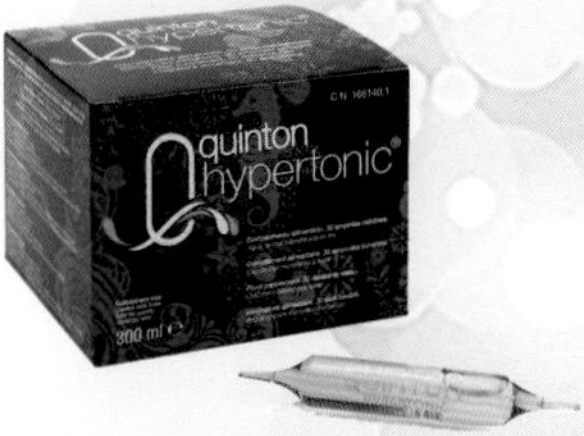

キントン・ハイパートニック（海水100%）

8,900円（税込）

10mℓ×30本 / 箱
容器の素材 / ガラス、リムーバー付
《1ℓあたりの栄養成分》
マグネシウム1.400mg、カルシウム860mg、ナトリウム10.200mg、カリウム395mg、鉄0.003mg、亜鉛0.015mg

激しい消耗時などのエネルギー補給に。重い悩みがある時、肉体的な疲れを感じた時に活力を与えます。毎日の疲れがとれない人に、スポーツの試合や肉体労働の前後に、妊娠中のミネラルサポートなどにご活用ください。

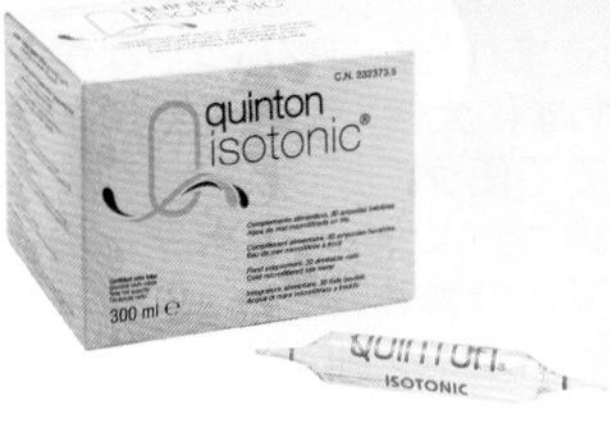

キントン・アイソトニック（体液に等しい濃度）

8,900円（税込）

10mℓ×30本 / 箱
容器の素材 / ガラス、リムーバー付
《1ℓあたりの栄養成分》
マグネシウム255mg、カルシウム75mg、ナトリウム2.000mg、カリウム80mg、鉄0.0005mg、亜鉛0.143mg

海水を体液に等しい濃度に希釈調整した飲用水。全ての必須ミネラル＋微量栄養素の補給により、代謝を理想的に向上。体内の環境を整えて、本来の生命力の働きを高めます。疲れ、むくみ、おなか、お肌が気になる方にご活用ください。

崩れた体内バランスを
自然治癒力で整える

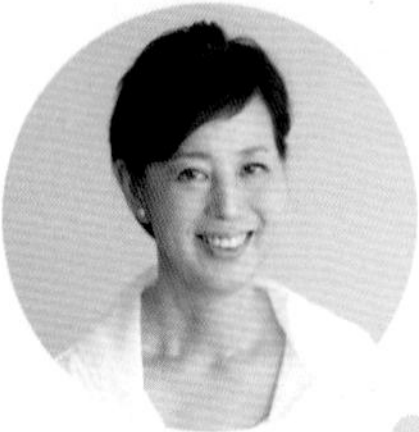

上古 眞理 先生
神経内科専門医、指導医、内科認定医。神経難病を見ていく中で西洋医学の限界や矛盾を感じ、予防医学、その他医療に興味を持ちはじめるように。

体を正常な状態に維持する体内の「内因性カンナビノイドシステム」に働きかけ、崩れたバランスをととのえるサポートをするCBD（カンナビジオール）をソフトカプセルに内包。近年発見された「CBDを含んだホップ」には、精神作用を引き起こすというTHCは含まれないため、高い安全性も実現されています。（※詳細はハピハピヒーリン号Vol.1本誌にて）

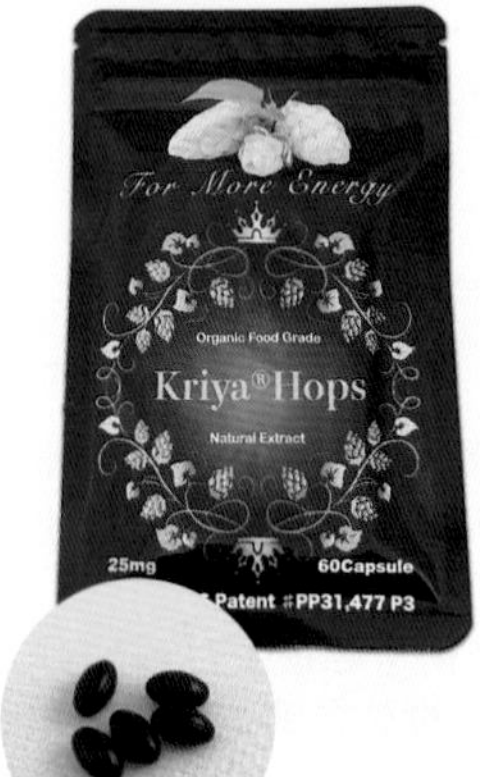

Kriya® Hops ソフトカプセル

【お試し用】5カプセル入り
3,600円（税込）
内容量：19.3g 1カプセル CBD25mg
※お1人様2パックまで

【数量限定】30カプセル入り
25,920円（税込）
内容量：115.8g 1カプセル CBD25mg

【数量限定】60カプセル入り
38,880円（税込）
内容量：231.6g 1カプセル CBD25mg
原材料名：Kriya Hops抽出物、MCT（インドネシア製造）、ミツロウ、グリセリン脂肪酸エステル、カカオ色素

※疾病療養中の方、及び妊婦・授乳中の方は、医師にご相談の上、ご使用ください。
※眠気が起こる場合がございますので、車等の運転前や運転中のご使用は避けてください。
※原材料をご確認の上、食物アレルギーのある方はお召し上がりにならないでください。

神楽坂ヒカルランド
みらくる
Shopping & Healing

神楽坂《みらくる波動》宣言!

神楽坂ヒカルランド「みらくるShopping & Healing」では、触覚、聴覚、視覚、嗅（きゅう）覚、味覚の五感を研ぎすませることで、健康なシックスセンスの波動へとあなたを導く、これまでにないホリスティックなセルフヒーリングのサロンを目指しています。ヒーリングは総合芸術です。あなたも一緒にヒーリングアーティストになっていきましょう。

不調和なエネルギー振動を解析！
Fスキャン施術

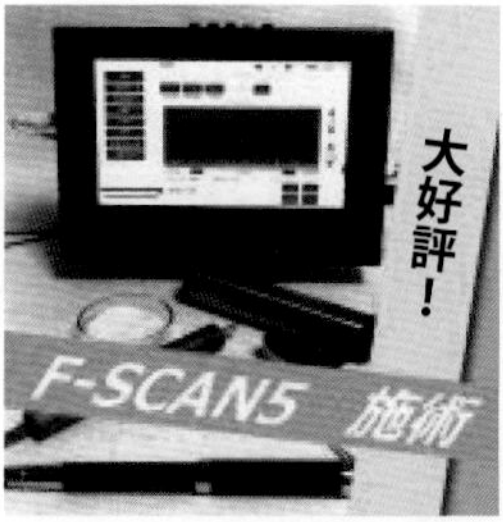

装置を用いて身体のエネルギー周波数情報をスキャン。不調和なエネルギーを放出している振動を短時間で解析し、数値化します。測定後、不調に応じて周波数情報の修正も可能。
最新のテクノロジーとエレクトロニクス技術を駆使したF-SCAN 5装置は、ホメオパシーの秘密と原理を科学的な言葉で説明できる、物理学と数学に基づいた波動機器で、スイスで特許を取得しています。ヨーロッパでは主流である電子ホメオパシーに関する機器でもあるため、個々に応じたホメオパシーのレメディや水溶液を自在に作成可能。健康な人はさらに健康に、不調が周波数に現れている段階で調整できる機器です。

癒しと回復「血液ハピハピ」周波数
AWG ORIGIN®

生命の基盤にして英知の起源でもあるソマチッドがよろこびはじける周波数をカラダに入れることで、あなたの免疫力回復のプロセスが超加速します!

世界12カ国で特許、厚生労働省認可! 日米の医師&科学者が25年の歳月をかけて、ありとあらゆる疾患に効果がある周波数を特定、治療用に開発された段階的波動発生装置です! 神楽坂ヒカルランドみらくるでは、まずはあなたのカラダの全体環境を整えること! ここに特化・集中した《多機能対応メニュー》をご用意しました。

A. 血液ハピハピ&毒素バイバイコース
60分/8,000円
B. 免疫 POWER UP　バリバリコース
60分/8,000円
C. 血液ハピハピ&毒素バイバイ+免疫 POWER UP　バリバリコース　120分/16,000円
D. 脳力解放「ブレインオン」併用コース
60分/12,000円
E. AWG ORIGIN® プレミアムコース
60分×9回/55,000円
※その都度のお支払いもできます。

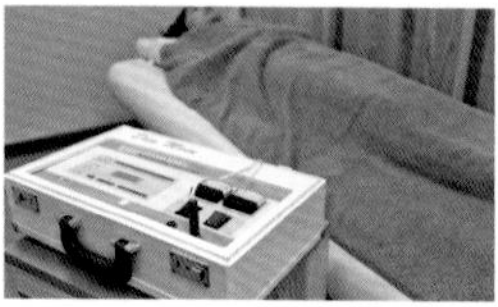

※180分/24,000円のコースもあります。
※妊娠中・ペースメーカーご使用の方にはご案内できません。

AWG プレミアムメニュー

2週〜1か月に1度のペースでお受けいただくことをおすすめします。
①血液ハピハピ&毒素バイバイコース
②免疫 POWER UP バリバリコース
③お腹元気コース
④身体中サラサラコース
⑤毒素やっつけコース
⑥老廃物サヨナラコース
⑦⑧⑨スペシャルコース

そのほかの「Hi-Ringo」！

量子 Hi-RinCoil（ヒーリンコイル）

1個各4,444円（税込）/7個（7色）セット29,000円（税込）

●カラー：赤、橙、黄、緑、青、紺、紫　●サイズ：[四角タイプ] 15mm ×15mm [丸タイプ] 直径約17mm、厚さ2mm（共通）　●重量：約0.2g

※デザインは予告なく変更されることがあります。

中に小さな振動体が入っていて、「量子」エネルギーを発生。水や植物、食材、電子機器まで "ゆがみ" を整え、あらゆる生命体を活性化します。

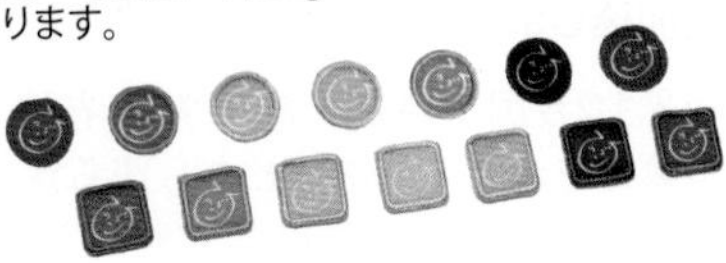

量子 Hi-Link（ハイリンク）転写シール【Naotta】くん

1シート各1,100円（税込）
8シート（8色）セット8,800円（税込）

●カラー：赤、橙、黄、緑、青、紺、紫、金　●サイズ：[シート本体] 直径約23mm [シート] 約52mm ×約133mm　●素材：布

※金カラーは8シートセットのみに含まれ、単品販売はありません。

糊部分にホワイト量子エネルギーが転写され、凝りや痛み、違和感のある箇所に貼ると、不調が気にならないという声が多数。活性化したいチャクラに合わせてカラーを選ぶのもおすすめ。

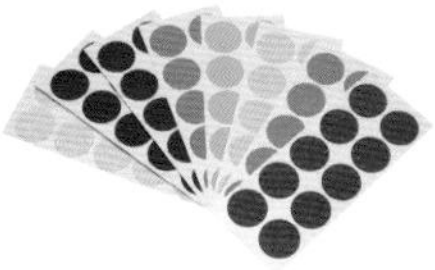

量子 Hi-RinCoaster（ヒーリンコースター）

9,000円（税込）

●サイズ：直径約100mm、厚さ約3mm　●重量：約34g

中央にホワイト量子エネルギーのコイルを内蔵。水の入ったペットボトルを乗せれば、一晩で「酸化させる力を抑えて還元力が高い」ホワイト量子エネルギー水に。青果や鮮魚、精肉などをコースターに乗せて冷蔵庫で保存すると、鮮度と美味しさが長持ちします。

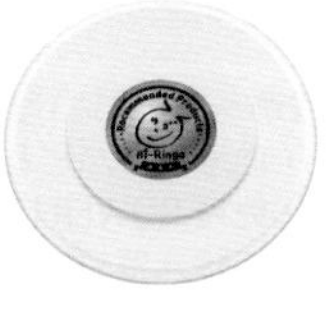

量子 Hi-RinBall（ヒーリンボール）にぎにぎ【Q】ちゃん

16,000円（税込）

●サイズ：直径約40mm　●重量：約23g　●素材：木材（バーチ）

※中にホワイト量子エネルギーのコイルとアルミハニカムシートが内蔵されています。

ホワイト量子エネルギーの波動を放出し、持ち主を癒して整えます。木材のやさしい硬さが心地よく、握るとなんだか "ほっ" とするから不思議。

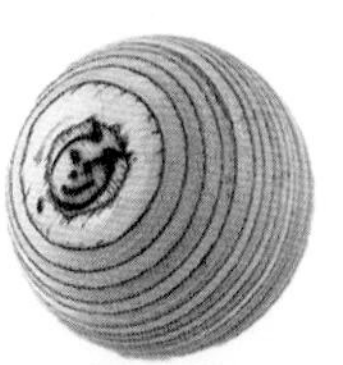

各商品詳細はホームページ（https://www.hikaruland.co.jp/）をご覧ください

にあるのだろうか？　あるいは、ケンタッキーの田舎での1万1880ドルに対し、サンフランシスコでの1万1800ドルを比べたところで何を意味するのか？

さらに言えば、貧困の意味を測る尺度はお金だけなのだろうか？　それよりも、お金だけが、貧困の意味を測る唯一の手段なのだろうか？　仮に貧困と不健康の間にこれほど密接な関係があるとすれば、産業資本主義、所得格差、そしてあらゆる形の不公正に対処することなしに、人の健康を改善することは果たして可能なのだろうか？　アメリカや世界では、ここ数年、貧困が減少したとされている一方で、慢性疾患の割合は上昇しており、この傾向は今後も続くと予想されていることは、注目に値する。[9]

お金がなくても砂糖、加工食品をとらない住民は病気もなく長生き！

1939年、医師のウェストン・A・プライスは、ポリネシア人、アメリカ先住民、アボリジニー、スイスのレッチェンタールを含む、世界中の地域や文化における大規模な民族栄養学的調査を実施し、画期的な著書『食生活と身体の退化』を発表した。当時は栄養学と伝統的地域社会が急速に変化していた時期で、両者の関係を研究する上で重要な時期だった。プライス医師にとって、栄養や（その他の）生活習慣が大きく変化した地域、変化していない（あるいはまだ変化していない）地域を観察する絶好の機会となったのだ。

プライス医師が発見したのは、砂糖や加工食品をあまり使わない食生活を送っていた地域では、多くの住民がお金を持っていないにもかかわらず、病気のない長生きの健康モデルになっているということだった。また、貧困にあえいでいるわけでもなく、健康状態が悪いわけでもなかった。このことは、生活必需品を確保するため、また、社会的・身体的毒素が蔓延するような状況を避けるためにお金が必要な社会において、不健康や病気の本当の危険因子は、周りの人よりお金がないことであることを暗に示している。確かに、今日のアメリカでは、このことが当てはまるように思われる。

しかし、一方で、貧困と病気の関係を完全に理解するには、さらに長い道のりがあることを示唆する研究も出てきている。[10] つまり、世界的な生活水準（雇用、富、ゆとり、物質的豊かさなど）を現在の成長主導型産業資本主義によって向上させることが、万人にとっての幸福への近道であると言い切るには、いまだ道半ばであるということだ。私は、個人の場合は可能でも、社会として、健康への道を買うことはあり得ないと思っている。

なぜこんな金融システムを許し続けるのか⁉

お金は私たちの健康と深く結びついていることから、私は常にお金とは何か、どのようにコントロールされているのか、特に心臓との関係に強い関心を抱いてきた。中でも人と金（ゴールド）との関わりは、とても興味深いものだ。金（79番元素、Au）は何千年もの間、お金として、また権力の象徴として使われてきた。この金と貨幣の関係は、ローマ時代のはるか昔から、1971年にリチャード・ニクソンが世界に衝撃を与え（現在でもある程度は残っているが）、アメリカが金本位制から離脱するまで続いた。この出来事は、アメリカの歴史上初めて、富が金との公式な関係を失い、その交換ができなくなったことを意味した。ほとんどの人は、富と金の長きにわたる結びつきを、金の希少性、不変性（時間の経過による劣化がない）、分割しやすいことから生じたと説明するだろう。もちろんその通りだが、私はそれ以上のものがあると確信している。

昔からファラオや王は、自らの権力と神との絆を誇示するために金を身に着けていた。金の王冠が好まれたのは、おそらく、頭上の王冠が権威や崇高な世界とのつながりを示唆するものでもあるからだろう。金の話は、旧約聖書などにも登場する。モーゼは、民が奴隷としてエジプトを脱出する際、金の子牛を拝んだことをたしなめた。また、『塔の上のラプンツェル』などのおとぎ話にも描かれ、神秘的なイメージがある。だが、現実には、輝きを放ち、錆びにくいということ以外に、金で何かできるわけでもない。では、金とは何か？　そもそもお金とは何なのだろう？

第1章で触れたように、私は子供のころ、大人の世界の事情を理解するのに苦労することがよくあった。大人の説明は、私にまるで意味をなさないことが多かったのだ。デトロイトの近くで育った私は、子供のころから街の衰退を肌で感じており、破壊された地域や板囲いの家屋が至るところにあること、ゴミもそこら中に落ちていることが不思議でならなかった。荒廃した家屋は現実で、貧困にあえぐ人も現実だ。家屋の改修に必要な資材はいくらでもあり、自分や隣人の家を再建したいと待ち望む住人もいくらでもいるはずなのに、デトロイトには仕事がなかった。住宅や地域の再建に必要な技術を持った人材が足りないというわけでもなかった。そうした人材も数多くいたのだ。では、なぜデトロイトやセントルイス、あるいはイラクやパレスチナなど、世界中の何千という場所で、地域が衰え続けているのだろうか？

同様に、伐採された森林、汚染された廃棄物処理場、せき止められた川、山頂が削られ荒れ地と化した山々などもある。これらの問題は現実のものであり、世界が健全で調和のとれたものになるよう取り組む必要がある。そしてやはり、知識は存在するのである。仕事がない人、あるいは意味のない仕事をしている人は、あふれるほど存在する。こうした問題を解決するために必要な素材はすでに揃っているのだから、新たな「資源」を使う必要はない。では一体なぜ、何も進まないのだろうか？　なぜ私たちは、人、植物、動物、そして地球が泣きながら何かを求めているのを黙認しているのか？　なぜこうした叫びが聞こえないのだろう？

大人の答えは簡単だ。それは、「お金がない」ということだ。しかし、現実に存在する人やニーズとは異なり、お金というものは実際には存在しない。作り物に過ぎないのだ。こうした状況を放置しているのは、イースターバニーがやってきて問題を解決してくれることを願うのと同じで、現実離れした幻想に過ぎない。本来、ままごとの世界は子供が楽しむものではないのか？　それとも、大人が楽しむものだったのだろうか？

生活に必要なモノやサービスを得るために、お金が欠かせない世界を想像してみてほしい。私たちがすでに住んでいる世界だから、これは難しいことではないはずだ。そこで、あなたも私も、自分の家族のために家を買いたいと思ったとしよう。私たちは似たような家族構成で、どちらも同じ家を買いたいと考えている。そしてその家が売りに出された。あなたと私は買値を提示する。このシナリオでは、現在のドル（一部は金）をベースにした通貨システムではなく、貨幣はカウワン（Cowans）と呼ばれ、私トム・カウワンだけが、カウワンを作ることを許されている。私は自由にカウワンを作ることができ、他の人は私のカウワンで買い物をするために働かなければならず、従わなければ、カウワン・ポリスによって牢屋に入れられる。

もし、あなたの社会がこの仕組みに反対すれば、カウワン軍はあなたの国の体制を変えてしまうだろう。家の入札に行けば、必ず私が勝つ。私がすべてを手中に収め、残りの人が何も持たなくなるまで、私は勝ち続ける。もちろん、私がカウワンを惜しみなく与える友人や家族もいる。時には、選ばれた一部の人だけが、ある条件のもとで、大量のカウワンを作ることも許されるが、最終的には、私の身内と私がすべてを所有することになる。ただ唯一、私がすべてを所有することへの懸念は、カウワン関係者があまりにも少ないため、もし私がすべてを手に入れることに熱中したら、皆が怒って、私の望むものを作らなくなるか、天罰として、私は殺されるかもしれないということだ。そのため、慎重に事を進め、場合によっては、それを悟られないようにする必要がある。

信じられないかもしれないが、これが私たちの金融システムの仕組みである。カウワンをドルに、カウワンの友人や家族を国際銀行の提携金融機関やグループ企業に置き換えて、もう一度この段落を読み返してみてほしい。

こんなことで良いのか？　なぜ、大人として、これを許すことができるのだろうか？

なぜ無から創造されるのか!?
お金の宇宙的な部分に目を向ける！

私たちは、お金が政府によって作られると思い込まされている状況にある。つまり、実際には、ほとんどのお金は、連邦準備制度理事会という私的に運営されている銀行と、国際金融を支配しているその他の公認銀行により、何もないところから作り出されている。[11] こうして無から生み出されたお金は、金どころか、何の価値もなく、預金とも、資産とも、資金運用ともつながらないのである。たとえば、ローンあるいは住宅ローンを組むために銀行に行くと、銀行は貸し付けるお金を作り出す。そのうえで、必要な分の資金を確保するために利子を上乗せする。これはコンピューターのキーボード操作1つで行われる。この貨幣創造の仕組みの驚くべき点は、ほとんどの人がこのシステムを受け入れ、中には命をかけてこれを継続させようとする人もいることだ。こうして作られたお金は、完全に架空のものである。それは、「現実」の世界では、何の基準にもならないのだ。上述の私の例のように、最終的には銀行家がすべてを所有することになる。ただし、銀行家が攻撃的になりすぎると、大衆が反乱を起こすかもしれない。

1940年代のブレトン・ウッズ協定により、国際貿易の大部分、特に経済活動の原動力となる石油はドル建てで取引されなければならないことが定められた。アメリカがドルを刷れる唯一の国である以上、他の国は私たちのドルを得るために「働く」しかない。そうすると、私たちはいずれ何も作らず、何もせず、お金の管理に没頭する文化になる（通常、これはより威厳ある言葉、つまり、私たちは経済学者やファイナンシャルプランナーになる、というような表現になる）。仮に、他国がこのシステムは不当だと判断し、自国の製品をドル以外の通貨で売ろうとすれば、政権交代（＝機能的社会、つまり問題は山積みだが、国民に水・食料・住居を確保できている社会を、瓦礫《がれき》に変えることの婉曲表現）の標的にされるだろう。

サダム・フセインが石油をドル以外の通貨で売ろうとしたとき、それは政権交代の瞬間であった。[12] カダフィがドルに対抗する汎アフリカ通貨を興そうとしたとき、政権交代のときが来たのである。[13] 次はイラン、ロシア、シリア、あるいは中国かもしれないが、ドルの後ろ盾になるかどうか、そしてどの程度まで自国民や他国民を操り、強制することができるかによるのだろう。誤解しないでほしい。これは、独裁者、あるいはこれらの国のやり方を支持するものでも、正当化するものでもない。機会があれば、これらの国も同様に、ルーブル、もしくは、自分たちで作り出した空想上のお金で取引することを世界に押し付けてくるかもしれない。

そこで金は、私たちにお金を連想させるという側面があり、それはあらゆる奇妙な形で現れている。なぜ金という実在するものが、無から創造されたものに置き換えられるのだろうか？　仮に想像力を膨らませて、発明されたもの、魔法のようなもの、あるいは機械的に洗脳された私たちの脳にとってはちょっと突拍子もないもの、そんなものを想像してみて、それが本物かどうか考えてみるのも面白いかもしれない。

金のもつこのような側面、つまり金の宇宙的な部分こそ、私が最も興味をそそられるところだ。そして、それが現在の世界的な大惨事から抜け出す道を示してくれるのではないか、また、心臓の癒しについて教えてくれるのではないかとも思うのである。現代の錬金術の旅にお付き合い願いたい。

ORME＝金・銀・プラチナに生じる形状変化について

金《きん》は、私たちの心臓や循環器系に含まれている量としては、ごくわずかである。金は血液中に微量に存在するが、私の知る限り、特に生理学的あるいは病理学的に重要であるとする人はいない。金は銀と同様、貴金属であり、いずれも腐食や酸化に強く、超伝導の特徴である電気抵抗がないことは、ほとんどの人が言うところである。しかし、何世紀もの間（これは受け入れられている科学の一部であることは認めざるを得ないが）、それを求めた錬金術師たちが信じたように、「純粋」な形の金があり、それは人類にとって重要であるとする意見もある。

このような金の形態は、Orbitally Rearranged Monoatomic Elements（ORME、またはORMUS＝軌道修正された単原子元素）として知られており、複雑な名称だが、それ以外の何ものでもなく、ORMEとは、金・銀・プラチナに生じる形状変化のことである。私たちが知る金、つまり宇宙ではなく地球の金では、電子が原子核の周りを回ることで異なる原子と結合することができ、たとえば塩化金星のような化合物となる。

しかし、渦が発生するような条件下では、原子は電子を引き寄せ、高速で凝縮した形態をとることがある。この形態では、他の元素と結びついて化合物を形成することは不可能である。フィギュアスケーターが腕を体に引き寄せて速く回転するように、原子が高速で回転すると電子は原子核の方に引き寄せられる。この状態の元素を単原子と呼ぶが、2つ1組や3つ1組の場合もあり、他の元素と結合できないため元素と呼ばれる。

ORME元素は、驚くべき特性を発揮する。たとえば、熱も電気も通さなくなるのだ。本来、銀と金の複合線材は、熱と電気の伝導性が最も優れているものである。また、不可解なことに、重量も異なっており、通常のものよりも常に軽く、重力より浮力に影響されやすい。

さらに、ORME元素は熱や電気を通さないが、ある種の超伝導体となり、実質的に光の速度でさまざまな「インパルス」を伝導することが可能である。これにより、摩擦が劇的に減少し、その結果、必要なエネルギーも大幅に削減され、物体の移動速度が飛躍的に向上する。

最後に、おそらく最も衝撃的なのは、ORME元素は、分光光度計など従来の原子測定器では測定できないことだ。これは、従来の装置が、元素と装置の相互作用を利用しているためである。ORME元素は、他の元素や測定器と相互作用しないため、検出することができない。これを踏まえて、少し話題を変えてみよう。

瞬間的伝達の仕組み、私たちは「神経」のことを実は何も知ってはいない!?

生理学者や神経学者に「神経はどのように機能しているのか」と尋ねると、おそらく次のような答えが返ってくるだろう。「神経は、神経組織（ニューロン）の束からできており、情報は、電気的・化学的な信号によって、軸索（アクソン）と呼ばれる細長い突起（ちなみに、この部分は親水性である）を経て、シナプスに到達する。この電気化学的な神経信号は、カルシウムやマグネシウムなどのイオンの勾配を利用し、ゴムで絶縁された銅線のような、ミエリンという脂肪の膜で絶縁された軸索の中を一方通行で運ばれる。神経信号は、このイオンの動きによって、シナプス前接合部から神経伝達物質（セロトニン、ドーパミン、アセチルコリンなど）が放出されるまで、神経に沿って運ばれていく。この神経伝達物質は、基本的には接合部間を泳いで渡り、シナプス後接合部の受容体へ付着し、次の神経組織の脱分極を引き起こす。次の神経信号は、この神経に沿って一方通行で次のシナプスまで伝わり、これを繰り返す。神経は最終的に筋肉などの目的地に達し、『発火』して動作という予定された行動を起こす」

この一連の流れは一見分かりやすく、よくできているように思われる。現代医学においては、神経伝達物質を日常的に操作し、うつ病のセロトニンやパーキンソン病のドーパミンなど、病気のプロセスに影響を及ぼしている。また、ミエリンが損傷すると、神経伝達が阻害され、神経機能障害が起こることも分かっている。そしてこれが、多発性硬化症（ＭＳ）や筋萎縮性側索硬化症（ＡＬＳ）などの脱髄疾患の病態生理であると考えられているのだ。なんとも腑に落ちる話ではないか！

それでは、次のことをしてみてほしい。一緒にやってくれる人がいるのがベストだ。両手の人差し指を前に出し、目を閉じ、相手に右か左のどちらかを言ってもらう（あえて自分でやってもよいが、説得力に欠ける）。相手が「右」または「左」と言ったら、すぐにその人差し指をピクピクさせる。それを3回繰り返す。

次に、この質問に答えてみよう。「右」または「左」という言葉が聞こえてから人差し指を動かすまで、どれくらいの時間がかかっただろうか？　私はこれまで何千人もの人とこれを試してきたが、ほとんどの人が「ほんの数秒」と答えた。

「私が〝右〞と言ったら、〝ひとぉつ、ふたぁつ〞と数えるくらいの速さの後に、指をくねらせる、ということですか？」と尋ねる。

「いいえ、それよりもっと短いです」と答える。

「どれくらい短いんですか？」と聞き返すと、たいてい1／100秒くらいまでいくが、実際は、ほんの一瞬である。

さて、ここで本質的な疑問が湧いてくる。

私の声から発せられる音が振動となってあなたの鼓膜を揺らし、それが内耳神経を刺激し、その刺激が、絶えず変化するカルシウムとマグネシウムイオンの勾配を介して、次々と神経を伝わっていき、やがて「堀」（シナプス間の隙間）にたどり着く。その結果、神経物質の放出によって「堀」を泳いで渡り（ここで泳ぐ姿をイメージすると、理解しやすいのかもしれない）、目的の中継地点を見つけ、次の化学的脱分極が始まるまでの時間が1／100秒である、つまり、事実上瞬間的なものであると、信じられるだろうか？　おそらく、それはないだろう。あなたはまだ指を動かしてさえいないからだ。

この神経の伝達が10～20回続いた後、電気信号は脳に到達する。脳内を1回りした後、運動ニューロンから出る。最後に指にたどり着き、何十もの指の筋肉の協調運動を促すというのが学者らの説明だ。しかし私たちは、それが瞬時に起こるということを経験しているため、この説明が正確であるとは信じられない。実際に起きる現象は、あまりに速く、あまりに緻密だ。そこには、何かもっと別の、神経伝達物質やシナプスやニューロン内のカルシウムの流れとは全く関係のない仕組みが働いているに違いない、と思うのだ。

第10章で「太陽が地球の周りを回っている」と述べたのは、実はこのためである。私たちは直接体験を通じて、「これが自分の目で見たものだ」、「これが自分が体験したことだ」と実感する。ところが、科学、産業資本主義、あるいは「大人」なるものが登場すると、一見正しいようでいて、筋の通らない話を持ち出してくる。科学的な説明というのは往々にして、自分を信じるという非常に重要なところから私たちを遠ざけるものである。現代人に求められているのは、自分自身を信じる心と、科学的説明の位置づけ（場合によってはその有用性）にいかに折り合いをつけていくかということである。しかし、いかなる科学的説明も、神経の働きについて私を納得させることはないだろう。ただ、そのプロセスがあまりに速く、あまりに瞬間的なのだ。もしかしたら、時間軸から外れている、と表現したほうがいいかもしれない。ニュートン流のビリヤードの球を使った古い理論では、私が実際に体験している現象を理解するには限界がある。

私たちの体は、構造化された水からなる生命体であり、そこに電子の流れが存在し、電気や無線技術のように、通常の時間の流れから外れて、空間上を瞬間的に作用しているように見える。声という音の刺激が、ほとんど一瞬にして体中に現象を起こすのは、このためである。この瞬間的な筋肉運動の調整能力なくして、生命は成り立たない。私たちは、実は神経の働きについて何も分かっていなかったのだ。ただひたすら研究し、現象を操作することに明け暮れているのが現状である。神経疾患の多くをうまく治療できないのは無理もない。

血液と同様に構造水と電子の流れこそが神経伝達の原動力である

さて、こんな話を想像してほしい。昔々、とある動物の追跡で名高い人物が森に入った時のことだ。いつもと同じように歩いていると、初めて見る足跡に出くわした。それは2次元のチェスタへドロンの形をしていた。彼は混乱した。このような痕跡を残す蹄鉄《ていてつ》を持った動物に遭遇したことがなかったからだ。しかし、明らかに動物の足跡であり、そばに糞も落ちていた。彼はこの動物を最愛の妻の名をとってリンダと名付けた。彼はこの新しいリンダという動物を探し始めた。足跡はどんどん増えていったが、この人見知りでとらえどころのない動物を、結局は見つけることができなかった。そこで、他の動物追跡者らにその足跡を見せた。

その後、最初の追跡者は亡くなったが、足跡の謎は残されたままだった。そして、この足跡は科学的に大きな関心を呼ぶようになり、何十年、何百年と目撃情報がないまま、さまざまな説が唱えられるようになった。だが、大方の見方は、神話に登場するような動物の足跡ではなく、土壌中の物質によってできたものだというものだった。科学者らは、最もくっきりとした足跡にどのような元素が含まれているかを研究した。土に水分がどれくらいあれば一番きれいに模様ができるか、そのような調査をしたのだ。主要な大学では、土壌と大気の状態を熟知し、最も美しく鮮明な足跡を作り出せる人に、然るべきポストが用意された。また、地質学的な観点から、地層がどのように形成されたかを解明した人物には、ノーベル賞が贈られた。一方、この謎の足跡を巡っては、占星術的事象や壮大な陰謀に基づく代替説も浮上した。

そんなある日のこと、動物が大好きな少女が森へ散歩に出かけた。その森にはチェスタヘドロンの足跡がいくつもあり、少女は小鹿のような動物が転んで足を怪我しているところに遭遇した。少女はその動物を大事に抱えて親元に帰り、誰かこの哀れな動物を助けてくれないかと訴えた。訪れた町の人たちは驚いた。その小さな動物は、とても恥ずかしがり屋で、ひづめがチェスタヘドロンの形をしていたのだ。謎はついに解けた。長い間、足跡をつけていたのは、この動物だったのだ。

少女と家族は、その動物を看護して元気にすると、とても喜んで、その動物を大きな大学に持って行き、教授らに見せた。「見て、謎が解けたわ！」少女は叫んだ。ところが、半信半疑の教授らは、リンダを検査することにした。土壌の条件によるものではなく、この生き物がこれまでずっと足跡をつけていたことが本当かどうかを確かめようとしたのだ。リンダをコンクリートの上で歩かせたが、足跡はつかなかった。体育館の床にも跡形はなかった。水中でもやはりダメだった。教授らの結論は、リンダには興味深い特徴がある、つまり、ひづめがチェスタヘドロンの形をしているものの、それは足跡の原因にはなりえないということだった。教授らは、ずっと主張していた通り、この足跡は土のせいであると判断したのである。

本当は、リンダが最初から痕跡を残していたのだ。内気なリンダは見つけにくかっただけなのだ。ただ、土の力がなければリンダの足跡は残らないし、科学者が指摘するように、ミネラル、土壌、水の組成の違いが足跡の質、存在にさえ影響を与えることも確かであった。

この話のように、化学物質なくして神経の活動は起こらない。そして、化学物質の整合性が伝達や足跡に影響を与えるのも、この話と共通する。しかし、化学物質は決して原因ではなく、また、原因にはなり得ない。こうした足跡と原因の混乱が、従来の医学がほとんどの病気の根源を特定することができず、同様に病気を治すこともできない原因になっている。私は、効果を変えることで、結果に影響がないと言っているわけではない。場合によっては、非常に良い影響を与えることもあるだろう。しかし、それでは原因を見つけることも治療することもできない。

では、このような現象は、神経ではどのようにして起きるのだろうか？　第一に、軸索は親水性をもつ「管」であり、神経組織内の水を構造化するのに適している。構造水は、先述のように、電荷を発生させ、それによって動きを生み出す。そして電気は、遠く離れた場所でも、ほとんど瞬時に情報を伝達することができる。血液循環と同様、構造水と電子の流れは、神経伝達の原動力であり、そこには化学的な足跡が残されるのだ。

しかし生物は、電気的な刺激装置以上の存在に見える。それすらも、あまりに遅く、単純で、還元主義的なものに思える。私たちが生命と呼ぶもの、そして、シュタイナーがエーテル体と呼んでいたものは、化学的要素をもつ「物質」ではなく、1つのまとまった「水」の構造体であると私は考えている。人生とは、どんな場面でも、その要素の総和を超えるものである。そして、生命は、その構成要素に分解されたとき、もはや生命ではなくなる。私たちが人間の病気を治療したり、生態系や地域社会を守るために日々格闘しているのは、生命と非生命の区別さえもきちんとできていないからではないのだろうか。生命についての統一的概念がないため、医師は生命が非生命の物質法則に従うかのように扱わざるを得ない。

だが、私はそうは思わない。私たちは、調和がとれ、電気を帯び、超伝導を持ち、光に満ちた存在であり、こうした基盤こそが、医療や、地上におけるすべての生命の癒しのプロセスとなる必要があると考えている。病気、健康、生命は絶えず変化し、流れ、入れ替わる動的なプロセスであるがゆえ、名詞ではなく動詞ととらえるべきである。こうした見方をしない限り、私たちは人を癒すことはできないだろう。

金のハート（＝優しい心）と宇宙形態の金

超伝導の「物質」はどこから来るのか？　私の考察をもとに話を進めてみよう。金は、単原子元素の中で軌道整列した最も重要な金属であり、あるいは世界中の賢者、錬金術師、スピリチュアルな探求者たちが何千年にもわたって追い求めてきたものであろう。ＯＲＭＥ（金の宇宙形態）こそ、これなしには神経伝達や生命維持が成立し得ない超伝導の基本母体なのだ。

地上の金を宇宙形態の金に変えるには、高速回転する渦の中に入れるのが最も効果的である。渦は高速で回転すればするほど、中心部が冷たくなる。通常、物質は速く動けば動くほど熱くなるものだが、それとは逆の動きをするのだ。この高速の渦は、フランク・チェスターが作製した心臓の形をしているチェスタヘドロンによって生み出される。では、“the heart of gold”「金のハート（＝優しい心）」とは、地上の元素を宇宙の黄金に変え、生命が存在するための根幹をなす特殊な能力ということだろうか？

話が飛躍しているように思われるかもしれないが、お金の発明を思い返してみてほしい。もしあなたが、地球が太陽の周りを回っていることを知っているならば、どうして知っているのか、考えてみよう。それは、惑星の逆行運動を観察したからなのか、それとも、そう言われたからなのか、あるいは、そうでないと滑稽だと考えるからなのか？　あなたが心の中で真実だと思うことは何だろう？

次の章では、私たちの心臓をテーマとした旅の最終段階である、愛とは何を意味するのか、おそらく私たちのほとんどが真実であると知っている数少ないものの1つについて探ってみたいと思う。

第12章

愛と心臓が関係している？

新しい自分⁉　心臓移植で人格まで移植されるのか⁉

　ポール・ピアソール博士は、神経心理学者として、心臓移植手術の前後に患者のカウンセリングを行った人物である。1999年に出版された『心臓の暗号（The Heart's Code）』（角川書店）で、ピアソール博士は、新たな心臓が、移植を受けた患者にもたらす深い影響について語っている。博士は、心臓移植を受けた患者の多くが、新たな心臓を得たあと、その人格、つまり私が考えるに、その人の根本的な部分、あるいは本質といえるものに著しい、説明のしようのない変化を経験することを発見した。しかも、驚くべきことに、その変化はしばしば臓器提供者の本質を反映していたことである。

　こうした心の変化には、さまざまな要因があるだろう。心臓移植を受けるということは、恐怖とトラウマを伴う体験であり、自らの死と直接的に、残酷なまでに向き合うことを強いられる。また、患者は手術前後や手術中に、体が臓器を拒絶するのを防ぐために、強力な薬物を投与されることになる。その結果、短・長期的に精神的悪影響が懸念されるのである。患者は同時に、健康な心臓を手に入れたことによる深い安堵感も味わうことになる。それは、新たな命を得たという感動的で圧倒されるような感覚であり、人生観が大きく変わる可能性も秘めているのだ。患者に起こる感情的、心理的な激しい変化は、心臓移植手術を受け、それを乗り越えるという過酷な状況において、ごく自然な、また正常な反応と考えることができるだろう。

しかし、これだけでは、ピアソール博士が聴いた患者らの声を伝えきれない。『心臓の暗号』の中で博士は、生涯工場で働き、人種差別的思想を持ち、オペラやクラシック音楽など、世間一般で言うところの高尚な文化には全く興味がなかった、ある白人の中年男性について語っている。その後、この男性は匿名の提供者から新しい心臓を受け取った。それから数週間、数ヵ月、この男性が回復するにつれ、妻は夫の劇的な変化ぶりに目を見張った。夫の姿は、まるで生まれ変わったかのように見えた。男性は、心臓移植を受けたことに安心し、感謝し、動揺しているだけではなかったのだ。男性は、アフリカ系アメリカ人が集まる場所に出入りするようになった。そして、以前は拒絶していたアフリカ系アメリカ人の同僚と親しくなり、共通の話題を見つけることができるようになった。歩き方まで変わった。やがて、密かにクラシック音楽、特にバイオリン協奏曲を聴くようになったのだ。

男性は数ヵ月間、人格の変化を隠そうとし、今までの自分と新しい自分との間で葛藤していた。しかし、次第に心が癒されていき、生まれ変わった自分を受け入れることができるようになった。男性は妻とともに、この提供者について調べ始めた。すると、なんとアフリカ系アメリカ人の青年で、通学中に銃で撃たれて亡くなったことが分かった。夫妻はこのことを不思議に思い、大いに興味を持った。しかし、それから数年後、その青年がクラシック・バイオリニストを目指す音楽学校へ行く途中で射殺されたことを知り、深い畏敬の念を抱くようになったのである。

このような話は、他にも数多くある。臓器提供は、それまで健康だった人が不慮の死を遂げた場合に行われることが多いため、心臓を提供された人が、「自分」がどのような経緯で亡くなったかを詳しく知っていることで、警察の事件解決に役立ったケースもある。当然、心臓を提供された人は現場におらず、心臓提供者と面識もなく、事実関係を知るすべもない。しかし、どういうわけか、その人は捜査当局に事実関係を正確に伝えることができたのである。[1]

臓器移植の中で心臓だけが新たな「個性」を伝播する!?

ピアソール博士は、『心臓の暗号』の中で、移植患者が新たな心臓に適応するためのアプローチとして、意識的、論理的な理由に耳を傾けるのをやめさせ、実体験をそのまま「受け入れる」ように手助けする方法を説いている。多くの人はこのような経験を持ち、分析、思考、心配、計画など、常に心が動いているときの精神状態と、まれではあるが、心の動きが止まったような、ただ存在しているときの深遠な瞬間との違いを知っているのではないのだろうか。

しかしピアソール博士は、移植患者の中には、意味を見出せない人もいると指摘する。そうした人は、まるで新たな記憶や「本質」が存在しないように見えると言う。多くの場合、このような人は、移植後の現実に向き合おうと、日々葛藤することになる。ところが、新たな記憶や本質を自然な形で、あるいはピアソール博士のカウンセリングによって受け入れた患者は、たいていの場合、優れた健康状態を得ている。その時点で、患者は心臓移植を決断したことに安堵し、新たな命を授かったことに幸福を感じるのであろう。

こうした変化は、腎臓、肝臓、肺の移植を受けた人には確認されていない。新たな心臓があればこその、新たな「個性」と言えそうだ。そして、この新たな個性には、それを否定するか肯定するかという選択の自由があるのもまた事実である。中にはそれを抑圧してしまう人もいて、その後の人生は凄まじい苦悩と葛藤に満ちたものになることも少なくない。一方で、心の変化を素直に受け入れ、恐れを感じながらも、その先を楽しみにしながら生きていく人もいる。この現象は心臓移植を受けた人に特徴的だが、こうした経験をしたことのない人はいないのではないだろうか？　岐路に立たされたとき、人はしばしば悲劇やトラウマ、慢性疾患や事故などの恐ろしい体験のあと、生きるためにどうしたら良いかの選択に迫られる。それは、馴染みがあり快適だが、もはや自分には合わないかもしれない人生に必死にしがみつこうとするか、それとも、恐ろしくも興奮に満ちた一歩を踏み出して、自分の中の力強い何か、つまり心に宿る何かによってのみ導かれ、未知の方向へと怖れず突き進む勇気をもつのかという選択である。

私たちはなぜ大切な人・物を胸に（心臓に）抱き寄せるのか⁉

私が妻のリンダに出逢ったことは、まさに心臓を新たに手に入れたようなものだった。どこか未知の世界からの贈り物だったのだ。もちろん、私にも他の選択肢があった。自分の人生をこの新たな現実に向けて軌道修正するか、あるいは、不安要素が多く、前途多難であることを理由に思いとどまるか。私は、愛こそが、私たちにこの選択、つまり運命の跳躍をする勇気を与えてくれると確信する。そして、愛が感じられる場所には、必ずといっていいほど人の心があるものだ。それは私たちの存在の中心にあり、私たちの本質はそこにあり続けるのだ。

心臓と愛にどんな関係があるのだろう？　おそらく、心臓専門医は、無関係だ、と答えるだろう。心臓は微細な神経が集まった特殊な筋肉だ。この物理的要素以外には何1つ存在しない。心臓を解剖しても、愛と呼べるようなものは何も出てこない。地動説、現代科学、数値化社会、二重盲検法のような機械論的パラダイムでは、心臓と愛に関連性はないと言うだろう。しかし一方で、何世紀にもわたり、文化の違いを超えて、数えきれないほどの大勢の、詩人、作家、恋人、母親、父親、子供、そして科学者までもが愛を経験し、それを心と結びつけてきたのだ。それはなぜか？　答えはどこにあるのだろう？

私には愛を定義することも、それを一言で言い表すこともできない。ただ、愛は、他のどんな感情よりも、本質的な自己に深く関わるものだということだけは間違いないだろう。愛とは表面的なものではない。うわべだけで、何かを愛することはできない。表面的なものと愛は、両立しないのだ。

だが、本質的な自己とは何だろうか？　まず、幼いころの自分が公園で遊んでいる姿を思い浮かべてみよう。次に、10代、20代、中高年の自分が、少しずつ動きが鈍くなり、足取りもおぼつかなくなった状態をイメージしてほしい。老人になったかどうかは関係ない。科学者や医師が「信じている」もの、つまり物理的な意味でのあなたの体内の組織は、時間とともに入れ替わるため、いずれの場面でも異なっている。公園で元気に遊んでいる自分と、ゆっくり、慎重に歩いている自分とでは、何もかもが違うのだ。

しかし、私たちは皆、人生には1本の糸、つまり本質的なものが流れていることを知っている。かつて子供だった自分と、やがて老人になる自分との間には、連続性があるのだ。人の本質を言葉で表現するのは難しいが、私はモーツァルトの本質、つまり、あれだけのものを私たちに与えることができた理由は、彼の音楽の才能と未熟さの狭間に潜む、ある種の葛藤があったのではないかと思うのだ。また、タイガー・ウッズは、ゴルフとの神秘的な結びつきと、失われた幼少期がもたらした自然な結末に本質を見出すことができる。そして、ドストエフスキーの本質は、正義と自由であり、この思想と深く抱いた信念が、生涯を通じて彼の書くもの、行うものすべてに浸透していたのである。私にとっての本質とは、物事の核心に迫ろうとすること、つまり、用意された答えに対し疑問を投げかけることであり、これまでずっと私を支えてきた本質でもある。どうやらこの本質は、私たちが生まれたとき、あるいは生まれる前にやってきて、少なくとも死ぬまで一緒に旅をするようだ。

この本質はまた、自分の存在を空間的に示す際にも表れる。自分を指すジェスチャーをする場合、足を指して「これは私です」とは言わないはずだ。性器や臀部、腹部、あるいは頭を指して「これが私です」とはならない。試してみると、違和感があるだろう。心臓を指して、「これが私だ」と感じられるかどうか確認するとよい。

それは、科学的とは言えないかもしれない。しかし、実体験は間違いなくそうだ。そしてここでも、知るための方法として、どれを信用するかという問題が生じる。誰かと心を通わせたいとき、その人を自分の足やお尻に抱き寄せたり、頭に押し付けたりするだろうか？（これを子供やかわいがっているペットに試してみると分かる。奇妙で間違った感覚を覚えるだろう）。そうではなく、愛する人を胸に抱きしめるのだ。私たちには、心臓との深いつながりを求める本能がある。腕が解剖学上のその部位に届くのが便利だからということを、はるかに超えた次元で考えているのである。心臓専門医でさえ、自分の子供が悲しんだり傷ついたりしたときに、自分のお尻に子供を抱き寄せたりはしない。

私たちは、心に深く刻み込まれた想いを伝えようとするとき、しばしば握った拳を胸に当てるが、この拳はちょうど心臓と同じ大きさと形をしている。拳を頭とお腹に当てたりはしないだろう（これについても実際に試してみると分かるだろう）。感動を分かち合いたい、熱い想いを伝えたい、「本質」と向き合いたい、そう思ったとき、私たちはまず、心を通わせようと努力する。

私たちの存在の最も深い部分、つまり本質に直接関わるのが愛である。誰も、最もひねくれた人でさえ、「私は全足であなたを愛しています」とか「私の脳はあなたをとても愛しています」とか、最悪の場合、「私の性器はあなたに恋をしています」と言われたくはないだろう。そんなことは誰も聞きたくない。私たちが受け止めるのは、あくまでも意味のある心の表情である。

本質と同様に、自由もまた、必然的に愛の定義に含まれる。愛であるためには、相手は、あなたと共にあり、あなたのために戦い、あなたを守り、あなたを思いやることが、自由に選んだ道であることをあなたに伝える必要がある。さらに大切なことは、その自由に選んだ道をあなたに行動で示すことである。仕方がなかったからあなたを愛する、頭に銃を突きつけられていたからあなたを愛する、父親にアピールするためにあなたを愛する、経済的にそれが賢明な選択だったからあなたを愛する、などということはあり得ない。この種の「愛」は、長くは続かないか、最悪の場合、苦しみとなる。愛には、選択肢がなければならない。しかし、より正確には、その関係の不可逆性ゆえに選択肢が必要なのではないか。それは、世の中が他の可能性を示してくれているのに、自分が選んだ道を歩まざるを得ないようなものかもしれない。まるで、脳が何と言おうと、内なる力強い何かがその道へと導くかのように。

あとがき

人生にはさまざまな考え方がある。私は人生を楽譜に見立てて考えることにしている。オープニングで中心となるテーマを奏で、軽めに流したあと、いろいろなアイディアをその調の中で探っていく。曲が進むにつれて、ますます明瞭で洗練された、大胆なテーマを掘り下げていく。その間も一貫性を失わず、テーマから過度に離れることもなく、次々と関連するアイディアを突き詰めていくのだ。フィナーレを迎えるとき、すべてが順調なら曲のアイディアにある程度の決着をつけることができるだろう。そして運が良ければ、人生を通して格闘し続けてきたテーマについて、心の平穏や調和、あるいはある種の納得感を見出すことができるかもしれない。

私はまだフィナーレを迎えていないことを願うが、この本を書くことは私にとって解決への道のりであり、心臓を理解することがその中心となるテーマであった。もちろん、心臓についてさらに深く学び、理解したい気持ちはある。しかし、還暦を迎えるにあたり、そろそろ自分の歩んできた道のりを振り返る時が来たようだ。孫のベン、サム、アミヤとの出会いが、そんな思いを抱かせてくれた。

ベンは私たちの初孫で、娘のモリーと義理の息子アンドリューの初めての子供だ。リンダは私よりも一足先にベンに会っていた。ベンがまだ乳児だったころ、モリーの引越しを手伝いにニューハンプシャー州へ行ったのだ。ベンに夢中になったリンダは、旅から帰ってくると、嬉しそうに話してくれた。ベンの方に目をやると、まるで彼女の気を引こうとするかのように微笑んでいて、何か話しかけているように見えたという。ベンに会ったとき、私は一目惚れしてしまった。このとき、親になるのと祖父母になるのとでは、天と地ほどの差があることを知ったのだ。祖父母になることは、期待も不安も伴わない。子供がうまくやっていけるかどうか、また成長過程で問題が生じないかを心配する必要はない。それはむしろ、心からの喜びと出会うようなものだ。

ベンが2歳半のとき、アンドリューの仕事の都合で、モリーが2人の息子を連れてサンフランシスコに1ヵ月間滞在したことがある。私が仕事から帰ると、ベンは玄関の開く音がするとたちまちブロックから飛び上がり、「ガンパ（グランパ）が帰ってきた！」と叫ぶのだ。ベンは私の腕の中に飛び込んできて、笑顔でハグをする。そして、私の手を引っ張って自分の農場を見せてくれる。私からいつもの「プレゼント」（たいていは舌圧子《ぜつあつし》）をもらうと、「わぁ、新しい剣だ！」と嬉しそうにする。私たちは、彼がブロックで作っていた農場で一緒に作業し、「本物の」庭に水やりをし、夕食の野菜を採り、時にはニワトリやミミズに餌をやることもあった。

ただ生きている、それだけで、人から人へと受け継がれていく大切な贈り物。ベンとサムが帰るとき、私はずいぶんと泣いたものだ。祖父母になることは、私たちの人生で最後に受け取る、最高の贈り物かもしれない。子供時代の純粋な感情がほとんど薄れてしまった私たちを、再び喜びと感動の人生に結びつけてくれたのだ。当然ながら孫たちは成長し、次第に自立した生活に興味をもつようになるだろうから、この老人のことを不思議に思い始めるかもしれない。もちろん今は、リンダと暮らし、庭の手入れをし、患者の人生に耳を傾け、孫と一緒にブロックで畑を作ることに熱中する、こうしたかけがえのない時の流れの中で日々を過ごしている。私は自分の「やり方を教える」のは本意ではないが、心臓のケアについて私が知っていることは次の通りである。


◉健康に良い物－Nourishing Traditions（訳：伝統食のすすめ）の食事を参考にし、適宜調整する。

◉質の良い水－純粋で、ミネラルを含む、構造水を飲む。

◉日焼けに気をつけながら、できるだけ日光を浴びる。

◉できるだけ土の上を裸足で歩く。特に海岸、湖、川、海などで、素足で水遊びをする。

◉できるだけ多くの生き物（植物、動物、山、野原、川、湖、人間関係、他人）を健康にする。私たちの周りにあるものすべてが生きている。自分が好きな生き物を見つけ、責任をもって育て、幸せにする。愛し、守り、闘い、世話をする。

最後に、もしかしたら最も重要かもしれないが、できるだけ多くの信念を捨て去る、つまり思考の断捨離をすることだ。これには、世間でいうところの、いわゆる「大切な信条」も含まれる。また、国家、愛国心、資本主義といった制度や抽象的なものに警戒心をもつことである。心で分かっている真実に従うのか、言われてきた通りにするのか、自分に問いかけてみてほしい。本当の意味で知るということは、心で生まれるものなのだ。この思考の断捨離が習慣化したら、たまには振り返り、そこに誰がいて、何があるのかを確かめてみると良い。そこにいる誰かや何かに心を揺さぶられたら、それを自分の人生に結びつけるために、何もしないではいられなくなるだろう。

付録A　カウワン・ハート・ダイエット

理にかなった治療とは、その原因を充分に理解することから始めなければならない。

心臓病において、食生活が大きく影響するのは血管の炎症である。最近の学説では、血管にプラークがたまる理由は、動脈における慢性炎症への治癒反応であると考えられている。

この炎症反応は、第7章で取り上げたメタボリックシンドロームの症状の1つだ。食事療法は、メタボリックシンドロームを改善する上で欠かせない要素である。

本書では、単に食べて良いもの、食べてはいけないもののリストを紹介するのではなく、自分に合った食生活を確立し、代謝の促進を図るのに役立つ基本原則を提供している。

この原則を応用したメニューの例を最後にいくつか紹介する。カウワン・ハート・ダイエットには、6つの原則がある。

原則1：食事の質の重要性

カウワン・ハート・ダイエットの原則として、最初に挙げられるのは、質を重視した食事療法であることだ。

つまり、口にするものはすべて、入手可能な限り最も質の高いもの、場合によっては購入可能な範囲内で質の良いものでなければならないということだ。

私が食べ物の質を見極める際、目安とする原則はシンプルだ。それは、最も健康に良い方法で育てられたものであることだ。つまり、食べるべき最も健康な鶏肉は、その鶏にとってベストな方法で育てられた鶏肉ということである。

病気の植物や動物を食べても、決して健康にはなれない。これは、理にかなった判断材料と言えるだろう。まず、単純な問いかけから始める。たとえば、ニンジンや鶏肉、サーモンは、どんな環境で育ったのだろうか？　ここで目安となる考え方を紹介しよう。

1. 動物性食品：陸のものでも海のものでも、動物性食品を選ぶ場合、その動物に最も適した方法で育てられたものを選ぶようにする。牛は牧草地で飼うのが最も理想的である。魚は海や湖、川で自由に餌を食べるのが一番健康的と言えるだろう。また、鶏は畑を掻いたり餌を食べたりすることも大切であり、豚は森で鼻を使って土を掘ることも必要だ。動物がその個性をのびのびと発揮する環境を整えることで、私たちは動物に対して感謝するだけでなく、健康な動物由来の食べ物を食べることができ、生態系維持への貢献にも結びつけることができるのだ。

2. 種子食品：このカテゴリーには、種子、ナッツ類、穀物、豆類が含まれる。アーモンドの気持ちは私には分からないが、どの植物も単一の作物を栽培するのではなく、多様な生態系の中で育つことを「喜ぶ」のであろうことは想像できる。

私が知る最も優れたバイオダイナミック・ガーデナーの1人は、「野菜に美しいものを見せる」ために、必ず1、2種類のハーブや花を野菜畑に植えている。中には、野菜には目がないのだから馬鹿げていると言う人もいるかもしれないが、生物多様性は適応性と関係があり、さまざまな植物を共存させることが害虫を追い払い、食用植物を元気にする最善策の1つであることが分かっている。

パーマカルチャーのフードフォレストの考え方では、ナッツの木を他の食用作物と一緒に、多くの場合、1種の下層植生として育てることで、土壌と木がより健康になり、収穫量も最大限に増やすことができると説いている。こうした理由から、種子食品は可能な限り、多様な有機栽培、バイオダイナミック、またはパーマカルチャーの環境で栽培されることが望ましい。

食べ方は、調理する前に12時間から24時間水に浸すか、発芽させる。この簡単な手順で、種に含まれるアンチニュートリエント（反栄養素）の一部が分解され、種が休眠状態になるのだ。浸したり発芽させたりすることで、種やナッツ、穀物、豆類は調理しやすく、おいしくなり、消化も良くなる。

3. 野菜と果物：一般的に、摂取割合は、野菜が8割、果物が2割程度になるようにするのが望ましいとされる。ここでも、食品はすべて持続可能な方法で栽培されたものであることが重要だ。これについては、原則2でさらに詳しく説明する。

原則2：野菜の食べ方

私は、健康的な伝統食に関する記録や、スワジランドで2年間暮らした経験、そして米国農務省の指針などを踏まえ、アメリカにおける最も健康志向の高い人でさえ、野菜の摂取に関しては、文字通り食の砂漠に住んでいるという結論に達した。

伝統的な暮らしを大切にしていた人々は、実に多彩な野菜を食していた。その多様性とは、数多くの根菜類、さまざまな種類の葉物、そしてカボチャなどの多くの果菜類を含むものである。

北カリフォルニアのミウォク族は、年間約120種類の野菜を消費していた。その中には多年草もあれば、1年草もあり、庭に植えたものもあれば、野原や森で採取したものもある。また、野菜を充分に摂取するため、あるいは狩猟動物の生息地を確保するため、居住する土地全体を手入れしていた形跡も確認されている。

米国の一部の地域では、私が勧める健康食品、動物性食品、穀物、種子、ナッツ、豆類を入手することができる。しかし、私が住むベイエリアでも、120種類もの野菜を手に入れられる人はごくわずかだ。特に多年生野菜は、ほとんどの人が充分な量を食べていないのが現状だ。多年生野菜は広範囲に根を張り、1年草では得られない栄養分を土壌から吸収することができるのだ。

また、多年生野菜は1年草に比べ、より強固な保護機能を備えていることが多い。つまり、豊富な保護化学物質を生成することで、病気や捕食から植物を守ることを可能としているのだ。たとえば、強い生命力をもつアシタバ（セリ科）の茎には、カルコンという健康成分が含まれている。植物学者や生化学者でなくても、健康的な食生活を送ることは可能だ。ただし、多様な野菜の食べ方の原則は押さえておく必要がある。それは、1日に少なくとも5種類から10種類の野菜を少量ずつ食べるということだ。緑黄色野菜（葉）、赤・オレンジ野菜（ニンジン、ビート、カボチャ）、白野菜（タマネギ、ネギ、ニンニク）、紫・黒野菜（ツリー・コラード、インディゴ・アップルトマト）は、ほぼ毎日食べると良い。根菜類、葉物野菜、果菜類（カボチャ、ズッキーニ、ピーマン）や、1年草の野菜も積極的に摂るようにしたいものだ。さらに詳しい野菜の食べ方は、私の小冊子『How (and Why) to Eat More Vegetables（訳：野菜をたっぷり食べるコツとそのワケ）』に掲載されている。

原則3：継続的断食のすすめ

毎日8時間おきに食事をし、それを生涯続けるとしたらどうなるだろうか？

就寝直前と起床直後に食事をし、その後も1日中一定の間隔で食事をする。この場合、代謝やホルモンはどうなるのだろう?

これは一生、同化状態、つまり食事をしている状態にあることになり、体内でホルモン、特にインスリンが分泌され、「食事をしている」また「余剰分は脂肪として蓄えるべき」というシグナルを発していることになる。

この状態が毎日、年単位で続くと、食べ物の内容や質に関係なく、最終的にはどんどん太ることになる。高インスリン状態は、本格的なメタボリックシンドロームにつながる。これは、肥満、高血圧(インスリンが体液をため込むため、血管に圧力がかかる)、関節炎(インスリンが炎症を引き起こす)、糖尿病、その他の老化の兆候を併せもつものである。自然の摂理は、私たちにもっと素晴らしいものを用意してくれている。それが、体調を崩したときに眠ったり、断食をしたりする理由の1つである。

私たちの体は、12時間空腹状態が続くと、まず血糖値を正常に保つための食べ物に含まれる成分が不足し、次に血糖値の供給源となる肝臓の貯蔵デンプン（グリコーゲン）が足りなくなるようにできている。この12時間が経過すると、代謝とホルモンの状態が変化し、異化作用あるいは分解作用の段階へと移行する。

異化作用の主要なホルモンはグルカゴンであり、これはインスリンと拮抗するものである。グルカゴンは、血糖値の低下に対する次の予防策となるよう、蓄えられた脂肪組織の分解とターンオーバー（代謝回転）の触媒として作用する。この一時的な断食状態が続くと、体はより多くの血流を心臓、脳、筋肉へと移行させる。これは、精神的にも肉体的にも、食べ物を探すことに集中できるようにするためだと考えられる。グルカゴンというホルモンと、この異化作用に伴う一連の現象は、体内のどこにでも起こりうる炎症を抑える。また、組織のターンオーバーが促され、体内に蓄積された毒素が排出されるようになる。さらに、脳への血流が増加することで、注意力、集中力、鋭敏性が高まる。

また、動脈にプラークが付着したり、関節にカルシウムが沈着するなど、沈着に関連する問題に悩まされている人は、定期的に体をこの一時的な異化状態にすることが有効だ。

自然や私たちの体はとても洗練されている。体調を崩すということは、より長い時間をこの異化作用のある状態で過ごす必要があるということだ。

もし、断食によって意識的にそうしようと思わなければ、私たちの内なる知恵がそうしてくれるだろう。私たちの体は、具合が悪くなると食欲を止め、体温を上げ、蓄積された毒素を流し出し、そしてまた元気になるのだ。慢性的な沈着性疾患や繰り返しの急性疾患、それに伴う心のモヤモヤを抱えた生活を送るのではなく、断食により自らの手で問題を解決することができるのだ。


断続的断食はシンプルだ。12時間以上、何も食べず、特にタンパク質や炭水化物を含む食べ物やサプリメントを一切摂らないということだ（純粋な脂肪であるココナッツオイル、ギー、バターなどは、前述のホルモン現象を変化させない）。12時間後、体内のグリコーゲンは底をつき、脂肪が燃え始める。これを17時間ないし18時間に延長し、週に1日から6日行えば、脂肪燃焼、減量、糖尿病回復、血圧低下、炎症緩和、集中力向上などのさまざまな効果が期待できる。多くの人が考えるように、これこそ最も効果的なアンチエイジングの秘訣である。[1]

夕食を早めに食べ、午後6時までには終わらせ、普段通りの時間に寝起きする。そして、通常の朝食の代わりに、正午ごろまで、水を飲み、（できれば庭仕事など）何か激しい運動をする。正午から午後6時までの間に、いつもの質の高い食事を摂るようにする。次第にその効果を実感できるようになり、断食がもたらす爽快感をむしろ求めるようになるはずだ。この簡単な方法で、ほとんどの人の健康状態が格段に向上するだろう。

原則4：食事に含まれる多量栄養素の内容

多量栄養素組成とは、食物の三大要素である脂質、タンパク質、炭水化物のことを指す。一般的に、炭水化物はエネルギー生産に、タンパク質は体の構造や機能を構成するタンパク質や酵素を作る原料として、脂質は炎症の調整、ホルモンの生成、二次的またはバックアップ燃料源として使われる、とされている。少なくともこれは、私たちが生化学の授業で教わった考え方ではある。近年研究が進んでいるケトジェニックダイエットと神経疾患の関連性から、脂質は特に心臓と脳に最も適したエネルギー源であることが解明されつつある。[2] この2つの臓器は、人体で最大のエネルギーと酸素を消費する臓器でもある。

ルドルフ・シュタイナーは、医学に関する唯一の著作の中で、変性疾患の予防と治療において、脂肪の摂取が極めて重要な役割を果たすと指摘している。シュタイナーはまた、人間が退化と老化を防ぐために必要な体の温かさを作り出すには、動物由来の脂肪(バターなど)が最も効率的であることを示唆した。

温かさについて語るとき、私たちは心臓の領域に踏み込んでいる。なぜなら、温かさを生み出すのは心臓であり、心臓こそが脂質をエネルギー源として優先的に使用するからである。私は心臓病の患者に低脂肪食を勧めない。

グラスフェッド(牧草飼育)のバターやギー、最高品質のココナッツオイルは毎食、また必要に応じて断食中の食間のエネルギー源として食べるようにすると良いだろう。脂質をたっぷり摂り、炭水化物の摂取量を減らすことで、体は最終的に脂肪適応型に移行する。

これがどの時点でそうなるのか、科学的な定義は難しいところだが、摂取した脂肪を適切な量の血糖にすばやく変換できるようになった状態を指す。この適応能力は個人差が大きいため、私は患者に炭水化物の摂取に関するルールや制限を定めないことにしている。これは、食べ物からいかにしてエネルギーを得るかについて、より柔軟性をもたせるという考え方によるものである。

アメリカ人の多くは、精製された炭水化物を1日中何度でも摂取するという、手軽ながらも体に害を及ぼす方法でエネルギーをまかなっており、良質の脂肪や少量の野菜から得られる複合糖質とは対照的な食生活を送っているのが現状である。自分がどれだけ脂肪に適応しているかは、数日間、炭水化物の摂取を完全に止めてみて、体調を見れば分かるだろう。たいていの場合、体がだるく、元気がなく、体調がすぐれないのは、脂肪をエネルギー源とする代謝がうまく機能していないからだ。

私が勧めているのは、炭水化物を徐々に減らし、同時にグラスフェッドバターやギー、ココナッツオイルを徐々に増やしていく方法だ。精製糖や単糖を減らしながら、良質な脂肪を少しずつ食事に加え、それに合わせてデンプン質を含む野菜や果物の量も、自分の体調、特に体力の状態に合わせて調整していく。体がだるければ、炭水化物を多く含む野菜や果物を多く摂るようにする。エネルギーが落ちないようであれば、体が良質な脂肪を燃やす方向に順応していることを意味する。

こうした調整を日々行い、常に体が必要とする量の炭水化物だけを摂るようにする。この食事療法はケトジェニック・ダイエットではない。私の経験上、ケトジェニック・ダイエットは、必要でも有利でもないと考えている。私たちには、ある程度の炭水化物が必要であり、炭水化物が入った食品に含まれる栄養素も欠かせない。しかし、代謝の柔軟性、つまり脂肪をエネルギーに変換する能力を養う必要性もあるのだ。ここで紹介する方法は、この柔軟性を徐々に高めていくためのものである。

タンパク質の摂取についても、議論が分かれるところだ。私の結論は、タンパク質は不可欠であり、特に体に必要な多くの酵素を生成するために欠かせないが、タンパク質の過剰摂取は健康的ではない、というものだ。私たちの食生活において、タンパク質は窒素の主な供給源であり、この窒素は腎臓から排出される最大の老廃物でもある。タンパク質の過剰摂取は、窒素の過剰摂取になり、腎臓に不必要な負担をかけることになる。しかし、タンパク質の摂取不足は、筋力低下、疲労感、無気力、ひいては体調不良を引き起こす。理想的なのは、毎日のスープに、重要な必須アミノ酸が含まれていること、1日1~2個の卵、肉類（肉、内臓肉、魚、鶏肉）を組み合わせて食べることである。後者の分量は、1日あたりトランプ1組の大きさが目安だが、体の大きな人、特に男性の場合は、それを2倍にし、1回につきトランプ1組大の分量を1日2回摂っても良いだろう。ただし、一度にタンパク質を摂り過ぎないこと、また、1回の食事で純粋なタンパク質の食品をこのトランプ1組分に抑えるのが、食事療法として適していると言える。

原則5：水

過去数十年の間に、何百、何千という食事療法に関する本が書かれてきた。しかし、ほとんど例外なく、誰もが飲む水や調理に使用する水の質に一切触れてはいない。だが、水は私たちが摂取する最大の「食品」と言えるだろう。

また、現在の浄水処理技術は、水道水を安全に飲めるようにする一方で、化学物質の残留があり、低濃度であっても体内に取り込むことは危険である。こうした有毒な添加物のうち、ほとんどの水道水に含まれる代表的なものは、水の消毒に使われる塩化物であるクロラミンと、有毒な酵素阻害物質であるフッ化物である。[3]

水道水に含まれるフッ素やクロラミンの毒性については、インターネットで簡単に調べられるので、ここでは論じないことにする。

また、ほとんどの水道水に含まれる有害物質は、これらにとどまらない。研究により、ほとんどの水道水には、医薬品、金属、日焼け止めの製造に使用される化学物質が含まれていることが明らかになっている。[4] こうした理由から、水道水に含まれる有害物質を体内に取り込まないための基本的な考え方を紹介する。

私たちは、飲む水について、別の側面から考える必要がある。それは、ヴィクトル・シャウベルガーの研究と、単なる常識に基づくものである。

私たちの多くは直感的に、水が死んだような、不活性なものではないことを知っている。新鮮で動きのある水や湧き出る水には、どこか言葉では表現しがたい生命力があり、それは化学的分析を超えたところで、敏感な人なら誰でも感じ取ることができるものである。健康な水、つまりシャウベルガーの言う「新鮮で、まろやかな水」は清涼感があり、螺旋状または渦状の動きをしている。温まりすぎた淀んだ水は生命力が弱まっているため、ハイカーなら誰でも知っているように、避けることが懸命だ。

そこでまず、水から有害なものだけを取り除き、健康なミネラルと塩分を残す必要がある。蒸留水は、水に溶け込んでいる有益なミネラルをすべて取り除いてしまうため、適切な解決策とは言えないだろう。次に、水は冷たく、心臓の動きを摸した螺旋状の流れを、何らかの方法で作る必要がある。
目指すのは、ミネラルが豊富で、毒素がなく、冷たい、螺旋状の水（すなわち構造水）を豊富に確保することだ。湧き水が身近にある場合は別だが、現在のところ、このような水を家庭で簡単に作れる方法がないのが悩ましいところだ。さらに、そのような水に最も近いものを作るためのシステムは、ほとんどの人にとって法外な値段であることが多い。

この問題に真剣に取り組み、有効な解決策を打ち出そうとしている人や企業を知っており、こうした動きを歓迎しているが、現時点で即効性のある解決策があるわけでもない。今のところ、私が紹介できるのは、私が自宅で実践している対策のみだが、これが完璧な解決策とは言い難く、議論の余地のある方法であることは認識している。

原則6：自分の直感を信じる

最後に、食事療法の観点からは、食べることは人生本来の喜びの1つであることも認識しておかなければならない。食べる喜びを奪うような食事療法は、控えめにみても疑わしく、最悪の場合危険である。食べることは、医療的、あるいは機械的なプロセスではなく、楽しく、また社交的な経験であることが大切であり、最終的には誰もが自分自身に合った食事を見つけることが必要である。

私は、生理学と病気に関する私なりの理解に基づいて、健全な食選びの指針を示すことはできるが、結局のところ、食べるものに対してどう反応しているかに耳を傾け、観察することが一番の近道なのだ。私が長年にわたり、この食事法を指導をしてきて良かったと感じるのは、食生活を見直し、シンプルにすることで、多くの人が自分に合った食事を知ることができたことだ。アメリカの標準的な食生活を送っていると、何が効いていて何が体を悪くしているのかを見極める術がないのが現状だ。まずは、シンプルで健康な食事を心がけることで、自分に必要な食べ方を学ぶことができる。その時点で、自分自身が主治医となり、体の声が導き手となって、健康への道を歩むことになるだろう。

サンプルメニューの紹介

朝食1：卵を1～2個、好みの調理法で（ココナッツオイルでソテーし、ベジタブルパウダーをトッピングにしたり、ソテーした野菜の盛り合わせと一緒に食べても美味しい）。緑茶にココナッツオイルを小さじ1杯。新鮮なベリー類を1カップ。

朝食2：大きな器に、ボーンブロスをベースにしたスープ、数種類の野菜のソテー、数種類のナチュラルソーセージをソテーしたものを用意する。野菜ソテーにはココナッツオイルを使い、スープには味噌と納豆を加える。出来上がったスープの上に、大さじ1杯の発酵野菜を添える。心臓に良いハイビスカスティーに、ココナッツオイルを小さじ1杯。

＊　＊　＊

昼食1：色とりどりの野菜を使ったボリュームたっぷりのサラダ。材料は生の緑野菜、軽く加熱して冷ました野菜（ブロッコリー、カリフラワー、ケールなど）、卵や鶏肉、魚（缶詰や新鮮な調理済みのもの）など。サラダのドレッシングは、オリーブオイルとバルサミコ酢に数種のハーブやスパイスを加えたものか、生卵の黄身とクレームフレーシュ（サワークリームの1種）を泡立てたものを使用するのもお勧めだ。副菜には、複数の発酵野菜、少量の生乳チーズ、ベリー類、リンゴのスライスなど。

昼食2：ポーチドサーモンの上に、バターかギー、ココナッツオイルとハーブをのせ、たっぷりの野菜をココナッツオイル、バター、あるいはギーで炒めるか、軽く蒸して盛り付ける。食事の締めくくりには、ルイボスティーにココナッツオイルを小さじ1杯と新鮮なベリーを添える。

＊　＊　＊

夕食1：4〜6オンス（約110〜170グラム）のタンパク質（魚、肉、鶏肉）、サツマイモかグルテンフリーの穀物（玄米やキヌアなど）を少量、多種類の野菜を大盛りで用意する。たとえば、焼いた鶏肉とご飯、野菜炒めなど。副菜は発酵野菜と、朝食で摂れていない場合、ボーンブロスのカップスープを添える。

夕食2：スロークッカーシチューは経済的で効率的な料理だ。一般的なビーフシチューに、ジャガイモの代わりにサツマイモを使えば、家族の主食にもなる。これに、たっぷりのグリーンサラダと、火を通した野菜と生野菜を加える。それに発酵野菜、野菜パウダー入りのボーンブロスのスープを1杯、デザートにはベリー各種、あるいはトロピカルフルーツのスライスを数枚プラスする。

断食の日は、朝食を抜き、必要であれば昼食を数時間前倒しで摂る。

付録B　狭心症、不安定狭心症、心筋梗塞の予防と治療について

始めに注意点として、すべての医療行為同様、この療法も心臓専門医やこの療法に詳しい医師と連携して行うことが最善である。「ジェネリックな患者」というものは存在しない。従って、「ジェネリックな治療」というものもあり得ない。そのため、医師と協力しながら調整していくことが、最大の効果を生むことにつながる。次に挙げたのはアウトラインだが、ここからスタートし、調整していく。

1．hsCRP（炎症）とHbA1c（糖化ヘモグロビン）の値が正常になるまで、付録Aの指針を参考に、食事を調整する。A1cの最適値は4・9と5・4の間であり、検査ガイドラインに記載されている通常の正常値ではない。hsCRPは常に1・0未満であるべきで、0・5未満であれば、より好ましい。

2. エミューオイル：www.drtomcowan.com などから購入可能。用量は1日2回、3カプセル。

3. ストロファンサス：現在、私が取り扱うストロファンサス種子エキスは3種類あり、カメルーンで採取されたストロファンサスの野生種を原料としている。そのうち2種類は治療用（既存疾患の治療用）で、リキッドタイプと、カプセルに入った粉末となっている。
（www.drtomcowan.com を参照）

a. ストロファンサス種子エキス治療用リキッドは、最初の1週間は1日1回7～10滴、その後は1日2回、同量を使用。エキスを口の中に1分間含み、飲み込むとより効果的である。医師の指導がない場合、これを最大量として使用する。

b. ストロファンサス種子エキス治療用カプセルは、通常、1日1～2回、カプセルを割って、粉末を口の中で1分間含み、飲み込むとより効果的である。1日1カプセルから始めて1週間、医師から特に指示がない限り、1日2カプセルを上限に使用する。

c．スパジリック・ストロファンサス種子エキスは、錬金術師フェニックス・アウレリウスによって、野生のストロファンサスの種子と錬金術の原理を利用して作られたチンキ剤としては世界初の製品である。予防的に、誰でも使用できる。ストレスの緩和、副交感神経の機能改善、代謝機能の回復を総合的にサポートする。体調に合わせて、1日2〜3回、1〜4滴を使用する。

＊＊＊

私の知る限り、これらのストロファンサス調剤が重大な副作用を引き起こしたことはまずない。しかし、他の薬と同様に、必要な量だけを、継続的に摂取し、ストロファンサスのあらゆる形態の使用前に医師に相談することが重要である。

付録C　コレステロールと検査データの見方

私が診てきた新患のおよそ20人に1人が、高いコレステロール値を主訴としていた。スタチン系薬剤の服用を促されたので、異なる意見を求めてやってくる。ここでは、そうした場合に知っておくべきことを解説し、また、私が考える心臓病の予防や治療におけるコレステロールの役割（仮に役割があるとして）について説明する。

およそ10年前まで、プラーク形成（すなわち心臓病）の原因は、タンパク質と結合したさまざまなタイプの脂肪が血液中を漂っているからだとする説が一般的であった。心臓病の発症に最も影響するのは、ＬＤＬ（低密度リポタンパク質）とＨＤＬ（高密度リポタンパク質）の２つだと言われている。

この説明では、ＬＤＬが「悪玉」と見なされる。それは、アテローム性（プラークの原因となる）物質を動脈に送り込み、その結果、プラークを蓄積させるからである。これに対してＨＤＬが「善玉」と呼ばれるのは、動脈硬化の原因となる脂肪を拾い集め、動脈から肝臓に運び、そこで代謝させる働きをもつためである。予防的な心臓病学や低脂肪食療法のすべてが、ＬＤＬを減らし、ＨＤＬを増やすことにある。

スタチンや低脂肪食はＬＤＬを下げる働きがあり、これに運動を加えると、オーニッシュやプリティキン・プログラムのような心臓病回復のための食事療法となるわけだ。脂質検査では、総コレステロール、中性脂肪（体脂肪の1種で、大部分が炭水化物の貯蔵型）、ＬＤＬ、ＨＤＬが測定対象となる。長年、心血管系リスクを知る上で最も感度の高い指標はコレステロール／ＨＤＬ比とされ、3・5が魔法の数値（マジックナンバー）のように言われてきた。3・5を下回れば、心臓病のリスクは最小限にとどまる、というわけだ。

しかし、最近では、心臓専門医はＬＤＬの絶対値を重視するようになってきている。LDLの最適値については見解が分かれるが、低ければ低いほど良いという意見が多い。[1] 現代の心臓病学では、LDL値を100未満、あるいは心臓病の既往歴がある場合は80未満を目標にすることが定石とされている。

また、中性脂肪は「保護の役割」をもつHDLと逆の関係にあるため、中性脂肪が増加すると（通常は炭水化物の過剰摂取や飲酒による）、HDLが減少することも注目に値する。[2] 結論から言うと、従来の心臓学的な観点からは、コレステロール／HDL比は3・5以下、LDLは100以下、心臓病の既往歴がある場合は80以下が望ましいとされている。それが一般的な考え方である。

しかし、発表された2つの論文は、これとは異なる見解を示している。最初の論文は、2000年にブリティッシュ・メディカル・ジャーナルに掲載され、20年間に及ぶ心臓病の治療と予防におけるスタチン系薬剤の使用に関するレトロスペクティブスタディ（後ろ向き研究）である。[3]

この研究の結論は、スタチン薬物療法の有益性は軽度で、7％から10％程度のリスク低減であると言うものであった（ちなみに、「リスク低減」とはデータの操作、そしてそれによって人をコントロールするための巧妙な手段である。たとえば、2つのグループにそれぞれ500人の患者がいるとする。1つのグループに薬物Xを投与した結果、1人が心臓発作で死亡することが分かった。一方、プラセボ・グループでは、何も与えず、2人が心臓発作で死亡した。この結果、リスク低減は、薬物Xを服用するとリスクが33％低下するという結論になる。つまり、この言葉は信用できないのだ)。

この研究のもう1つの重要な結論は、心臓病のリスクは若干低下するもののそして、それはおそらく無意味である)、スタチン使用による全死因死亡率（これは、あらゆる原因による死亡を指す）は変化しない、というものである。言い換えれば、スタチンの使用は、死亡する可能性が変わるものではなく、心臓病のリスクのわずかな、そしておそらく疑わしい低下を生み出すだけなのである。

2004年、脂質の専門家であるウフ・ラヴンスコフ医師が『Wise Traditions（ワイズ・トラディション）』に「The Benefits of High Cholesterol（高コレステロールの利点）」[4]と言う記事を寄稿している。ラヴンスコフ医師は、LDLが感染症の予防に大きな役割を果たしていること、ＬＤＬ値が最低レベルの人は全体の死亡率が最も高いことを説いている。１００未満の患者では、全死因死亡率（心臓病だけでなくあらゆる原因による死亡）から見て、最も死亡の危険性が高い。ＬＤＬを下げようとする試みは、仮にあったとしても、ほとんど行われるべきではない、というのが彼の主張である。

＊　＊　＊

私は患者に、心疾患のリスクを評価する上で、脂質検査結果は極めて信頼性の低いものであり、コレステロール／ＨＤＬ比が３・５未満（あるいは３・５に近い場合）であれば、何もする必要はなく、何の役にも立たないことを説明している。さらに、この比率が５・５を上回る場合（通常は中性脂肪が高くＨＤＬが低いことによる）、付録Ａの指針を参考に、中性脂肪値を下げるための低炭水化物食や、運動の積極的な実施などが効果的であると考えられる。それ以外には、この検査から得られるものは、ほとんどないというのが私の考えである。

注

第2章：血液循環は心臓ポンプではなく親水性チューブの仕組みによってなされているのか!?

1. Robert A. Freitas Jr, Nanomedicine, Volume I: Basic Capabilities (Georgetown, TX: Landes Bioscience, 1999).

2. Gerald H. Pollack, The Fourth Phase of Water (Seattle, WA: Ebner and Sons Publishers, 2013).
（邦訳：『第4の水の相－固体・液体・気体を超えて』ジェラルド・H・ポラック著、東川恭子訳、ナチュラルスピリット、2020年）

3. 前掲書 P. 82

4. 前掲書 P. 53

5. Viktor Schauberger, Nature as Teacher: New Principles in the Working of Nature (Ecotechnology) (Dublin, Ireland: Gill Books, 1999).

6. 前掲書

7. Viktor Schauberger, Living Water (Dublin, Ireland: Gill & Macmillan, 2002), 22.

8. University of Leicester, "Breakthrough Discovery Reveals How Thirsty Trees Pull Water to Their Canopies," ScienceDaily, January 20, 2016, https://www.sciencedaily.com/releases/2016/01/160120092649.htm.

第3章：医と癒しの未来はルドルフ・シュタイナーとウェストン・プライスが示していた！

1. "Misery Index (Economics)," Wikipedia, https:// en.wikipedia.org/wiki/misery_index_(economics).
（ミザリー・インデックス ウィキペディア）

2. World Health Organization, Mental Health: A Call for Action by World Health Ministers (World Health Organization, 2001), http://www.who.int/mental_health/advocacy/en/Call_for_Action_MoH_Intro.pdf.

3. Brandon H. Hidaka, "Depression as a Disease of Modernity: Explanations for Increasing Prevalence," Journal of Affective Disorders 140, no. 3 (November 2012): 205–214, http://www.ncbi.nlm.nih.gov/pubmed/22244375.

4．Donald A. Grinde Jr. and Bruce E. Johansen, Exemplar of Liberty: Native America and the Evolution of Democracy (American Indian Studies Center, UCLA, 1991).
5．Rudolf Steiner, Course for Young Doctors (Spring Valley, NY: Mercury Press, 1994).
6．Weston A. Price, Nutrition and Physical Degeneration, ed. Price-Potenger Nutrition (Lemon Grove, CA: Price Pottenger Nutrition, 2009).
（邦訳：『食生活と身体の退化－先住民の伝統食と近代食 その身体への驚くべき影響－』ウェストン・A・プライス著、片山恒夫訳、恒志会、２０１０年）

第４章：心臓は何をしているのか？　心臓の中の血液はどうなっているのか？

1．Armin Husemann, The Harmony of the Human Body (Edinburgh, UK: Floris Books, 2003).
2．L. F. C. Mees, Secrets of the Skeleton (Great Barrington, MA: Steiner Books, 1995).
3．Seth Miller, A New Sacred Geometry (Spirit Alchemy Design, 2013), 12.
4．前掲書
5．Frank Chester, "Home," New Form Technology, http:// www.frankchester.com.

（フランク・チェスター公式サイト www.frankchester.com）

6．前掲書 P．3、P．13

7．前掲書 P．13

第6章：死因トップ心臓病／原因を見誤り続ける既存の治療法が引き起こす悲劇

1．"About Underlying Cause of Death, 1999–2014," Centers for Disease Control and Prevention, accessed February 3, 2015, http://wonder.cdc.gov/ucd-icd10.html.

2．Giorgio Baroldi and Malcolm Silver, The Etiopathogenesis of Coronary Heart Disease: A Heretical Theory Based on Morphology (Texas: Landes Bioscience, 2004), http://www.strophantus.de/mediapool/59/596780/data/Baroldi_Heretical_2004.pdf; and Knut Sroka, "On the Genesis of Myocardial Ischemia," Z Kardiol 93 (2004): 768–783, http://heartattacknew.com/wp-content/uploads/2012/12/on_the_genesis_of_myocardial_ischemia.pdf. I am also indebted to the work of Dr. Knut Sroka and his website, www.heartattacknew.com.

3．"Heart Disease Facts," Centers for Disease Control and Prevention, accessed May 26, 2016, http://www.cdc.gov/heartdisease/facts.htm.

4. "Heart Disease and Stroke Cost America Nearly $1 Billion a Day in Medical Costs, Lost Productivity," CDC Foundation, April 29, 2015, http://www.cdcfoundation.org/pr/2015/heart-disease-and-stroke-cost-america-nearly-1-billion-day-medical-costs-lost-productivity.

5. C. S. Rihal et al., "Indications for Coronary Artery Bypass Surgery and Percutaneous Coronary Intervention in Chronic Stable Angina," Circulation 108, no. 20 (November 2003): 2439–2445, http://www.ncbi.nlm.nih.gov/pubmed/14623791.

6. Knut Sroka, "The Riddle's Solution," Heart Attack New Approaches, http://heartattacknew.com/faq/how-dangerous-are-my-blocked-coronary-arteries/the-riddles-solution.

7. Pam Belluck, "Cholesterol-Fighting Drugs Show Wider Benefit," New York Times, November 9, 2008, http://www.nytimes.com/2008/11/10/health/10heart.html.

8. W. Doerr, W. W. Höpker, and J. A. Roßner, Neues und Kritisches vom und zum Herzinfarkt: Vorgelegt in der Sitzung vom 14. Dezember 1974 (Sitzungsberichte der Heidelberger Akademie der Wissenschaften) (Springer, 1975).

9. Giorgio Baroldi and Malcolm Silver, The Etiopathogenesis of Coronary Heart Disease: A Heretical Theory Based on Morphology (Texas: Landes Bioscience, 2004).

10. R. H. Helfant et al., "Coronary Heart Disease. Differential Hemodynamic, Metabolic and Electrocardiographic Effects in Subjects with and without Angina during Atrial Pacing," Circulation 42, no. 4 (October 1970): 601–610, http:// www.ncbi.nlm.nih.gov/ pubmed/11993303.

第7章：心臓発作を引き起こすもの

1. Giorgio Baroldi and Malcolm Silver, The Etiopathogenesis of Coronary Heart Disease: A Heretical Theory Based on Morphology (Texas: Landes Bioscience, 2004), http://www.strophantus.de/mediapool/59/596780/data/Baroldi_Heretical_2004.pdf; Knut Sroka, "On the Genesis of Myocardial Ischemia," Z Kardiol 93 (2004): 768–783, http://heartattacknew.com/wp-content/uploads/2012/12/on_the_genesis_of_myocardial_ischemia.pdf; H. Fürstenwerth, "Ouabain — the Insulin of the Heart," The International Journal of Clinical Practice 64, no. 12 (November 2010): 1591–1594, http://www.herzinfarkt-alternativen.de/wp-content/uploads/2012/12/ouabain_the_insulin_of_the_heart.pdf; and H. Fürstenwerth, "On the Differences between Ouabain and Digitalis Glycosides," American Journal of Therapeutics

21, no. 1 (January–February 2014): 35–42, http://www.ncbi.nlm.nih.gov/pubmed/21642827.

2. Knut Sroka, "On the Genesis of Myocardial Ischemia," Z Kardiol 93 (2004): 768–783, http://heartattacknew.com/wp-content/uploads/2012/12/on_the_genesis_of_myocardial_ischemia.pdf.

3. B. Takase et al., "Heart Rate Variability in Patients with Diabetes Mellitus, Ischemic Heart Disease and Congestive Heart Failure," Journal of Electrocardiology 25, no. 2 (April 1992): 79–88, http://www.ncbi.nlm.nih.gov/pubmed/1522401.

4. Knut Sroka, "On the Genesis of Myocardial Ischemia," Z Kardiol 93 (2004): 768–783, http://heartattacknew.com/wp-content/uploads/2012/12/on_the_genesis_of_myocardial_ischemia.pdf.

5. Knut Sroka et al., "Heart Rate Variability in Myocardial Ischemia during Daily Life," Journal of Electrocardiology 30, no. 1 (January 1997): 45–56, http://www.ncbi.nlm.nih.gov/pubmed/9005886.

6. Knut Sroka, "On the Genesis of Myocardial Ischemia," Z Kardiol 93 (2004): 768–783, http://heartattacknew.com/wp-content/uploads/2012/12/on_the_genesis_of_myocardial_

ischemia.pdf.

7. James Scheuer and Norman Brachfeld, "Coronary Insufficiency: Relations between Hemodynamic, Electrical, and Biochemical Parameters," Circulation Research (1966): 178–189, http://circres.ahajournals.org/content/18/2/178; and P. G. Schmid et al., "Regional Choline Acetyltransferase Activity in the Guinea Pig Heart," Circulation Research (1978): 657–660, http://circres.ahajournals.org/content/42/5/657.

8. A. M. Katz, "Effects of Ischemia on the Cardiac Contractile Proteins," Cardiology 56, no. 1 (1971): 276–283, http:// www.ncbi.nlm.nih.gov/pubmed/4261989.

9. Weston A. Price, Nutrition and Physical Degeneration (Price Pottenger Nutrition, 2009).
（邦訳：『食生活と身体の退化－先住民の伝統食と近代食　その身体への驚くべき影響』ウェストン・A・プライス著、片山恒夫訳、恒志会、２０１０年）

10. Debra Braverman, Heal Your Heart with EECP (Celestial Arts, 2005).

11. 前掲書

第10章：宇宙のハートを探ることは、人類を死に至らしめる科学万能主義の呪縛を解くこと！

1. "The Top 10 Causes of Death," World Health Organization, updated May 2014, accessed May 26, 2016, http://www.who.int/mediacentre/factsheets/fs310/en.

2. Ta-Nehisi Coates, "Hoodlums," The Atlantic, December 7, 2010, http://www.theatlantic.com/national/archive/2010/12/hoodlums/67599.

3. Arild Vaktskjold et al., "The Mortality in Gaza in July– September 2014: A Retrospective Chart-Review Study," Conflict and Health 10, no. 10 (May 2016), http://www.ncbi.nlm.nih.gov/pmc/articles/PMC4855860.

4. "Science," Merriam-Webster, http://www.merriam-webster.com/dictionary/science.

5. Rollin McCraty et al., The Coherent Heart (California: Institute of HeartMath, 2006), http://www.heartmath.com/wp-content/uploads/2014/04/coherent_heart.pdf.

6. For example, Johns Hopkins Medicine puts normal adult respiration at 12–16 beats per minute. "Vital Signs (Body Temperature, Pulse Rate, Respiration Rate, Blood Pressure," Johns Hopkins Medicine, http://www.hopkinsmedicine.org/healthlibrary/conditions/cardiovascular_diseases/vital_signs_body_temperature_pulse_rate_respiration_rate_blood_

pressure_85,P00866.

第11章：神経伝達と生命維持の超伝導の基本母体「ＯＲＭＥ」金の宇宙形態について

1. Raj Chetty et al., "The Association between Income and Life Expectancy in the United States, 2001–2014," Journal of the American Medical Association 315, no. 16 (April 2016): 1750–1766, http://jama.jamanetwork.com/article.aspx?articleid=2513561.

2. James A. Levine, "Poverty and Obesity in the U.S.," Diabetes 60, no. 11 (November 2011): 2667–2668, http:// www.ncbi.nlm.nih.gov/pmc/articles/PMC3198075.

3. S. Saydah and K. Lochner, "Socioeconomic Status and Risk of Diabetes-Related Mortality in the U.S.," Public Health Reports 125, no. 3 (May–June 2010): 377–388, http:// www.ncbi.nlm.nih.gov/pubmed/20433032.

4. "Mental Health, Poverty and Development," World Health Organization, accessed May 26, 2016, http://www.who.int/mental_health/policy/development/en.

5. G. Lee and M. Carrington, "Tackling Heart Disease and Poverty," Nursing Health & Science 9, no. 4 (December 2007): 290–294, http://www.ncbi.nlm.nih.gov/pubmed/17958679.

6. "Poverty," Merriam-Webster, http://www.merriam-webster.com/dictionary/poverty.

7. Rakesh Kochhar, "What It Means to Be Poor by Global Standards," Pew Research Center, published July 22, 2015, http://www.pewresearch.org/fact-tank/2015/07/22/what-it-means-to-be-poor-by-global-standards; see also Rakesh Kochhar, "A Global Middle Class Is More Promise than Reality," Pew Research Center, July 8, 2015, http://www.pewglobal.org/2015/07/08/a-global-middle-class-is-more-promise-than-reality.

8. "Poverty Guidelines," U.S. Department of Health & Human Services, January 1, 2015, https://aspe.hhs.gov/poverty-guidelines.

9. Tim Henderson, "Poverty Rate Drops in 24 States, DC," PEW Charitable Trusts, September 18, 2015, http://www.pewtrusts.org/en/research-and-analysis/blogs/ stateline/2015/09/18/poverty-rate-drops-in-34-states-dc; "World Bank Forecasts Global Poverty to Fall Below 10% for First Time; Major Hurdles Remain in Goal to End Poverty by 2030," The World Bank, October 4, 2015, http://www.worldbank.org/en/news/press-release/2015/10/04/world-bank-forecasts-global-poverty-to-fall-below-10-for-first-time-major-hurdles-remain-in-goal-to-end-poverty-by-2030; and "2. Background," World Health Organization, accessed May 26, 2016,

http://www.who.int/nutrition/topics/2_background/en.

10. Raj Chetty et al., “The Association between Income and Life Expectancy in the United States, 2001–2014,” Journal of the American Medical Association 315, no. 16 (2016): 1750–1766.

11. Ellen Brown, “Who Owns the Federal Reserve?,” Global Research, September 30, 2015, http://www.globalresearch.ca/who-owns-the-federal-reserve/10489.

12. Bart Gruzalski, “The USA Attacked Iraq Because Saddam Had W$D,” Counterpunch, March 22, 2013, http://www.counterpunch.org/2013/03/22/the-usa-attacked-iraq-because-saddam-had-wd.

13. Brad Hoff, “Hillary Emails Reveal True Motive for Libya Intervention,” Foreign Policy Journal, January 6, 2016, http://www.foreignpolicyjournal.com/2016/01/06/new-hillary-emails-reveal-true-motive-for-libya-intervention.

第12章：愛と心臓が関係している？

1. Paul Pearsall, The Heart’s Code (Danvers, MA: Broadway Books, 1999), 88–90.

付録A：カウワン・ハート・ダイエット

1. G. Taormina and M.G. Mirisola, "Longevity: Epigenetic and Biomolecular Aspects," Biomolecular Concepts 6, no. 2 (April 2015): 105–117, http://www.ncbi.nlm.nih.gov/pubmed/25883209.

2. K. C. Bedi Jr. et al., "Evidence for Intramyocardial Disruption of Lipid Metabolism and Increased Myocardial Ketone Utilization in Advanced Human Heart Failure," Circulation 133, no. 8 (February 2016): 706–716, http://www.ncbi.nlm.nih.gov/pubmed/26819374.

3. Water Quality Association, "Common Waterborne Contaminants," Water Quality Association, https://www.wqa.org/learn-about-water/common-contaminants.

4. WHO, Pharmaceuticals in Drinking-water (Geneva, Switzerland: World Health Organization, 2011), http:// www.who.int/water_sanitation_health/publications/2011/pharmaceuticals_20110601.pdf.

付録C：コレステロールと検査データの見方

1. M. Farnier, "Future Lipid-Altering Therapeutic Options Targeting Residual Cardiovascular Risk," Current Cardiology Reports 18, no. 7 (July 2016): 65, http://www.ncbi.nlm.nih.gov/pubmed/27216845.
2. W. Masson et al., "Association Between Triglyceride/HDL Cholesterol Ratio and Carotid Atherosclerosis in Postmenopausal Middle-Aged Women," Endocrinología y Nutrición S1575-0922, no. 16 (May 2016): 30047–X, http://www.ncbi.nlm.nih.gov/pubmed/27236636.
3. M. Pignone, C. Phillips, and C. Mulrow, "Use of Lipid Lowering Drugs for Primary Prevention of Coronary Heart Disease: Meta-analysis of Randomised Trials," British Medical Journal 321, no. 7267 (October 2000): 983–986, http://www.ncbi.nlm.nih.gov/pubmed/11039962.
4. Uffe Ravnskov, "The Benefits of High Cholesterol," The Weston A. Price Foundation, June 24, 2004, http://www.westonaprice.org/modern-diseases/the-benefits-of-high-cholesterol/.

参考文献

【書籍】

Anderson, M. Kat. Tending the Wild: Native American Knowledge and the Management of California's Natural Resources. Berkeley: University of California Press, 2006.

Cowan, Thomas, MD. How (and Why) to Eat More Vegetables.

San Francisco, CA: Thomas Cowan, MD, 2016. Cowan, Thomas, MD. The Fourfold Path to Healing.

Washington, DC: New Trends Publishing, 2004.

Eisenstein, Charles. Sacred Economics. Berkeley, CA: Evolver Editions, 2011.

Eisenstein, Charles. The More Beautiful World Our Hearts Know Is Possible. Berkeley, CA: North Atlantic Books, 2013.

Fallon, Sally. Nourishing Traditions. Washington, DC: New Trends Publishing, 2000.

Illich, Ivan. Deschooling Society. New York: Harper and Row, 2000.

Illich, Ivan. Medical Nemesis. New York: Pantheon Books, 1976.

Illich, Ivan. The Right to Useful Unemployment. New York: Marion Boyars, 1978.

Jensen, Derrick. Dreams. New York: Seven Stories Press, 2011.

Kashtan, Miki. Reweaving the Human Fabric: Working Together to Create a Nonviolent Future. Oakland, CA: Fearless Heart Publications, 2014.

Miller, Seth. A New Sacred Geometry: The Art and Science of Frank Chester. Spirit Alchemy Design, 2013.

Pollack, Gerald H. The Fourth Phase of Water. Washington, DC: Ebner and Sons Publishers, 2013.

Price, Weston A. Nutrition and Physical Degeneration, edited by Price-Pottenger Nutrition. Lemon Grove, CA: Price- Pottenger Nutrition, 2009.

Ralph Marinelli, Branko Furst, Hoyte van der Zee, Andrew McGinn, and William Marinelli, “The Heart Is Not a Pump: A Refutation of the Pressure Propulsion Premise of Heart Function,” Frontier Perspectives 5, no. 1 (Fall-Winter 1995): 15-24, http://www.rsarchive.org/RelArtic/Marinelli.

Stefanson, Vilhjalmur. Cancer: A Disease of Civilization. New York: Hill and Wang, 1960.

【ウェブサイト】

Chester, Frank. "Home." New Form Technology. http://www.frankchester.com.
（フランク・チェスターの公式サイト）

Heart Attack New. http://www.heartattacknew.com.
（クヌート・スロカ医師の公式サイト）

www.youtube.com/watch?v=VdmygoHb0x8&t=8s
（クヌート・スロカ医師のビデオ "Heart Attack New Approaches"（訳：心臓発作新たなアプローチ）

The Fearless Heart. http://thefearlessheart.org.

The Weston A. Price Foundation. http://www.westonaprice.org.
（ウェストン・A・プライス財団 公式サイト）

Dr. Tom Cowan https://drtomcowan.com.
（トーマス・カウワン医師の公式サイト）

Dr. Cowan's Garden. https://www.drcowansgarden.com.
（ドクター・カウワンズ・ガーデン　公式サイト）

著者について

トーマス・カウワン医師は、自然療法のホリスティックなアプローチで知られ、健康や医療に関するさまざまなテーマで数多くの講演やワークショップを行っており、6冊のベストセラー作家でもある。ウェストン・A・プライス財団の創設理事で、現在は同財団の副会長を務めている。

カウワン医師はデューク大学で生物学の学位を取得後、1977年から1980年にかけてまで、平和部隊のボランティアとしてアフリカのスワジランドに派遣され、中学校でガーデニングを指導した。その地で出会ったウェストン・A・プライスとルドルフ・シュタイナーの研究が、キャリアに多大な影響を与える。その後、地元、ミシガン州立大学医学部に入学し、1984年に卒業した。

現在は、ニューヨーク州北部の農村地帯に妻のリンダと暮らし、妻と2人の息子と共に、2つのビジネスを展開している。ガーデニングの知識を駆使したDr. Cowan's Garden（ドクター・カウワンズ・ガーデン www.drcowansgarden.com）は、高品質の野菜パウダーやキッチン用品を扱い、Dr. Tom Cowan, LLC（ドクター・トム・カウワン www.drtomcowan.com）では、情報配信や人気のウェビナーシリーズを開催し、診療でも、また自身も使用してきた多くの健康関連製品を紹介している。

トーマス・カウワン
著者紹介は292P〜293Pを参照。

リーシャ
・日本生まれ
・幼少期より言語に興味を持つ（英語、中国語、フランス語）
・国際線機内通訳・国際線客室乗務員
・エアライン時代、体調管理の重要性から自然医療に関心を抱く
・その後、中医学、操体法、波動療法を勉強し鍼灸師の資格を取得
・カナダ在住の現在、健康関連（水・食事・解毒）アドバイザー、医療・健康関連書籍の翻訳、動画の字幕翻訳に携わる

ヒューマンハート・コズミックハート
宇宙の力の縮図【心臓】から永遠のエネルギー生成装置が見えてくる?!

第一刷　2023年5月31日

著者　トーマス・カウワン
訳者　リーシャ

発行人　石井健資
発行所　株式会社ヒカルランド
〒162-0821　東京都新宿区津久戸町3-11　TH1ビル6F
電話　03-6265-0852　ファックス　03-6265-0853
http://www.hikaruland.co.jp　info@hikaruland.co.jp
振替　00180-8-496587

本文・カバー・製本　中央精版印刷株式会社
DTP　株式会社キャップス
編集担当　TakeCO／川窪彩乃

ISBN978-4-86742-265-6

ヒカルランド　好評既刊！

地上の星☆ヒカルランド　銀河より届く愛と叡智の宅配便

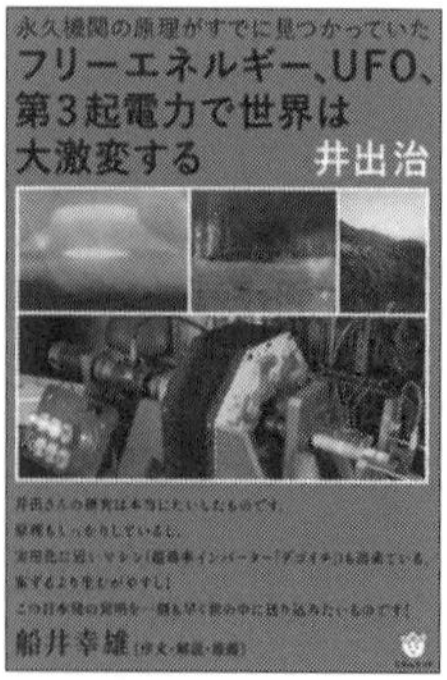

フリーエネルギー、UFO、第３起電力で世界は大激変する
永久機関の原理がすでに見つかっていた
著者：井出 治
序文・解説・推薦：船井幸雄
四六ハード　本体 1,800円+税

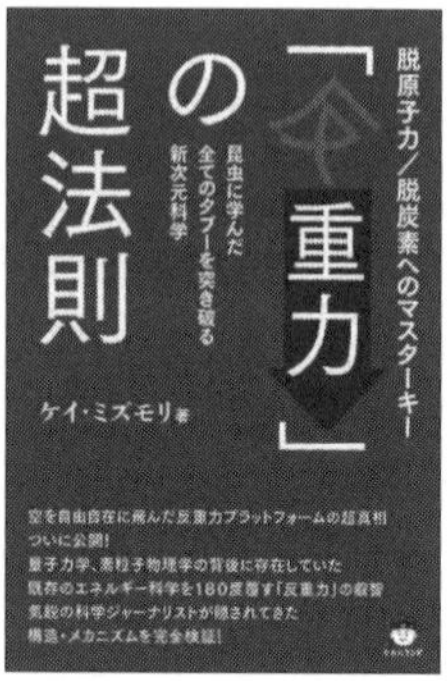

脱原子力／脱炭素へのマスターキー
「反重力」の超法則
昆虫に学んだ全てのタブーを突き破る新次元科学
著者：ケイ・ミズモリ
四六ソフト　本体 2,200円+税

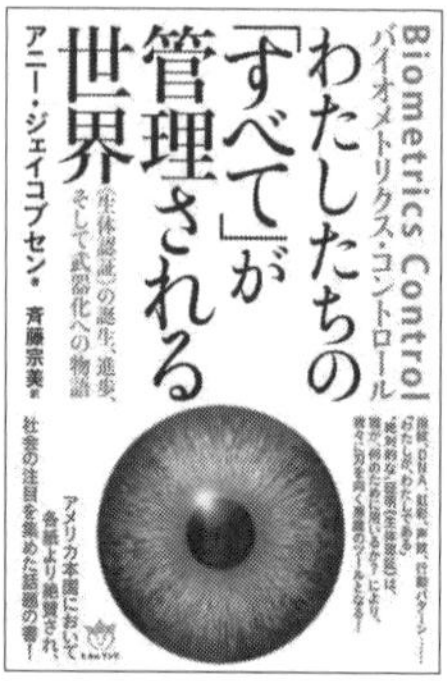

わたしたちの「すべて」が管理される世界
《生体認証》の誕生、進歩、そして武器化への物語
著者：アニー・ジェイコブセン
訳者：斉藤宗美
四六ソフト　本体 3,000円+税

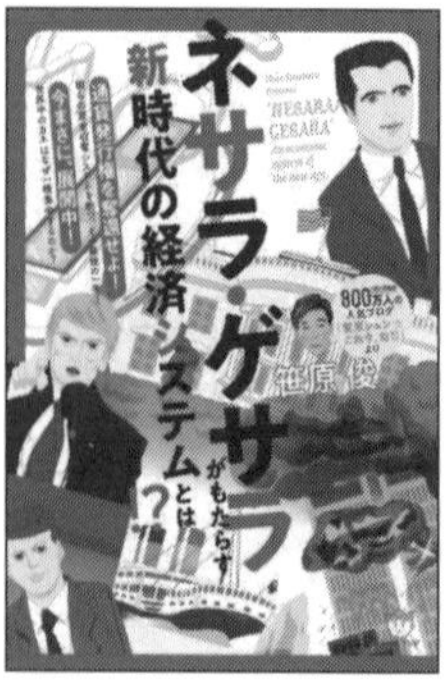

ネサラ・ゲサラ（NESARA/GESARA）がもたらす新時代の経済システムとは！？
著者：笹原 俊
四六ソフト　本体 1,500円+税

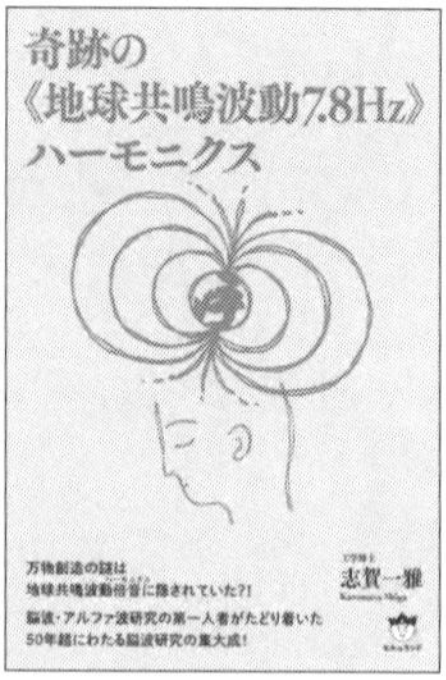

奇跡の《地球共鳴波動7.8Hz》ハーモニクス
著者：志賀一雅
四六ソフト　本体 2,000円+税

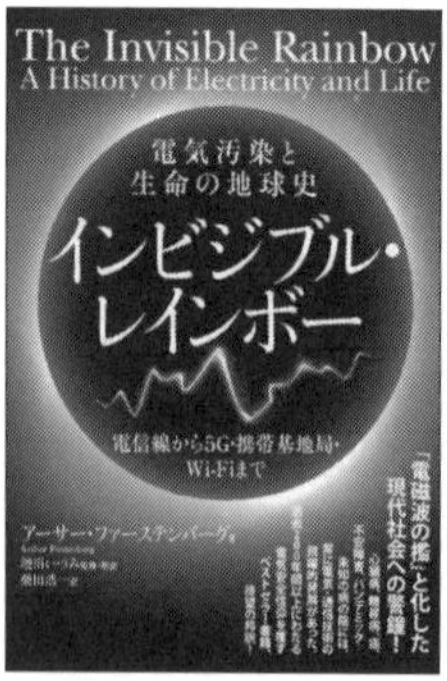

インビジブル・レインボー
電信線から５Ｇ・携帯基地局・Wi-Fiまで
著者：アーサー・ファーステンバーグ
監修・解説：増川いづみ
訳者：柴田浩一
Ａ５ソフト　本体 4,550円+税

ヒカルランド　好評既刊！

地上の星☆ヒカルランド　銀河より届く愛と叡智の宅配便

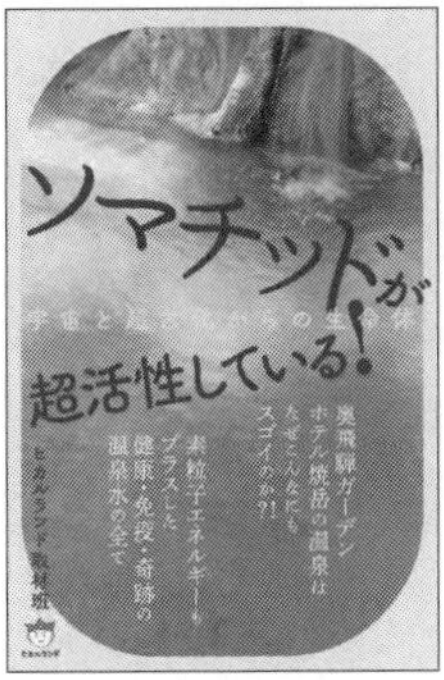

宇宙と超古代からの生命体
ソマチッドが超活性している！
著者：ヒカルランド取材班
四六ソフト　本体 1,800円+税

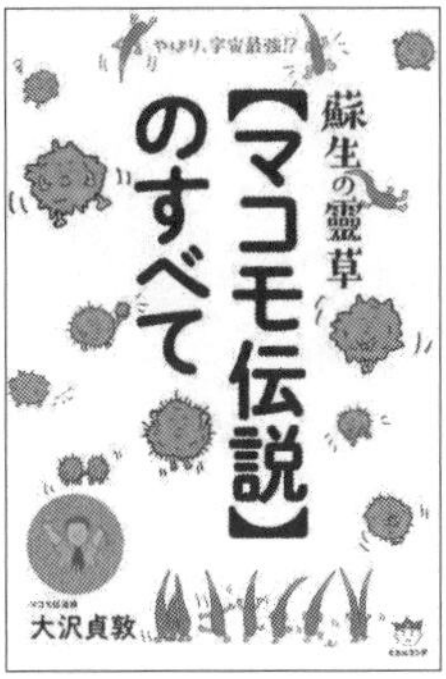

やはり、宇宙最強！？
蘇生の靈草【マコモ伝説】のすべて
著者：大沢貞敦
四六ソフト　本体 1,700円+税

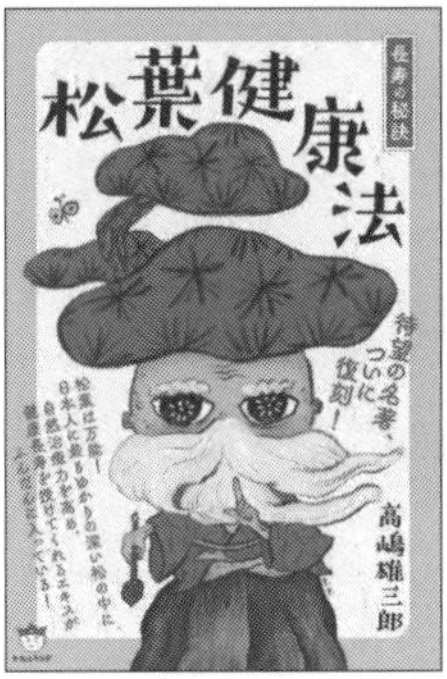

長寿の秘訣
松葉健康法
待望の名著、ついに復刻！
著者：高嶋雄三郎
四六ソフト　本体 2,400円+税

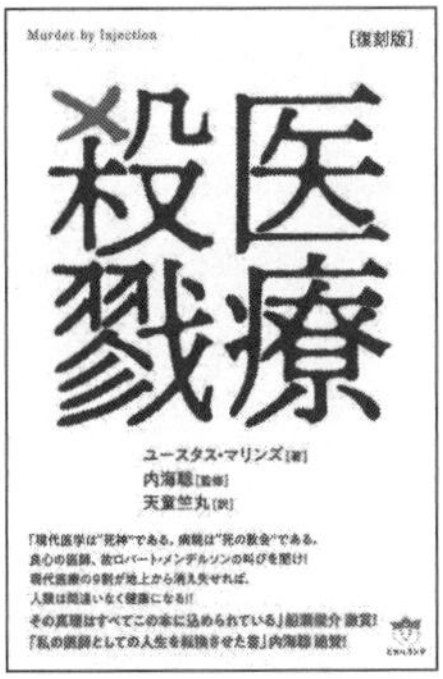

[復刻版] 医療殺戮
著者：ユースタス・マリンズ
監修：内海 聡
訳者：天童竺丸
四六ソフト　本体 3,000円+税

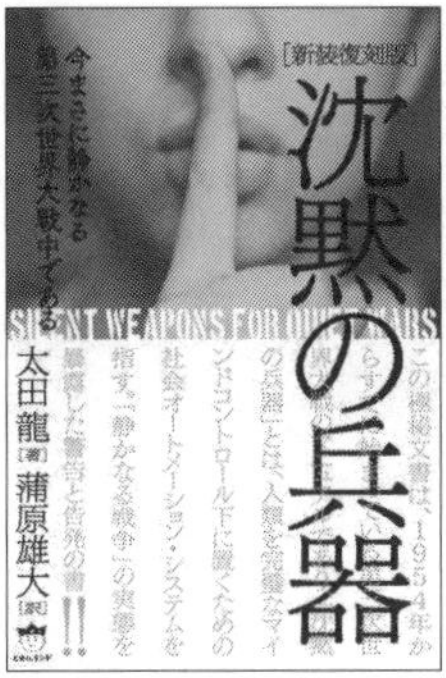

[新装復刻版]
沈黙の兵器
今まさに静かなる第三次世界大戦中である
著者：太田 龍
四六ソフト　本体 2,000円+税

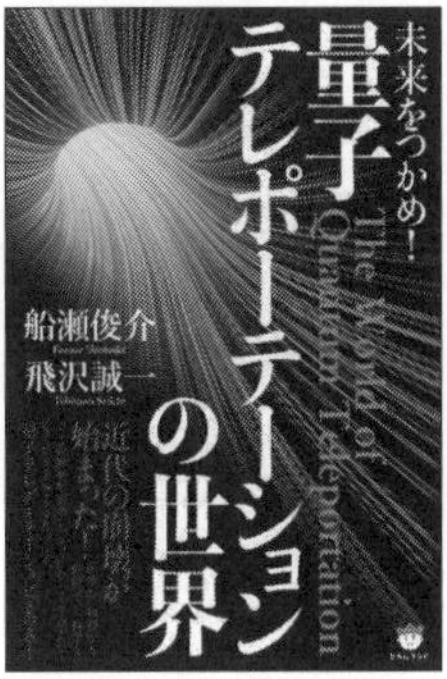

未来をつかめ！ 量子テレポーテーションの世界
著者：船瀬俊介／飛沢誠一
四六ソフト　本体 1,600円+税

ヒカルランド　好評既刊！

地上の星☆ヒカルランド　銀河より届く愛と叡智の宅配便

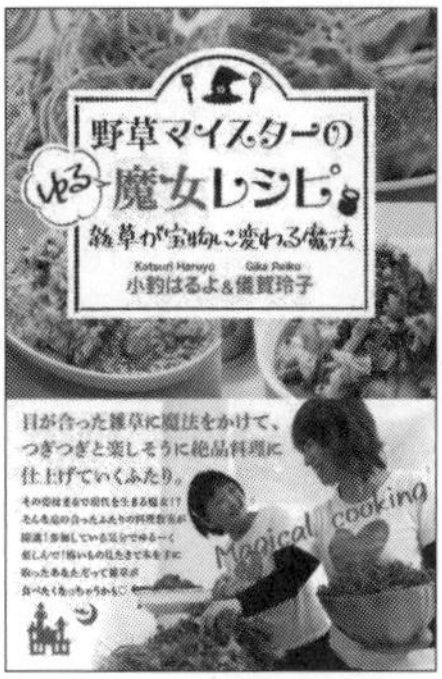

野草マイスターのゆる魔女レシピ
雑草が宝物に変わる魔法
著者：小釣はるよ＆儀賀玲子
四六ソフト　本体 2,000円+税

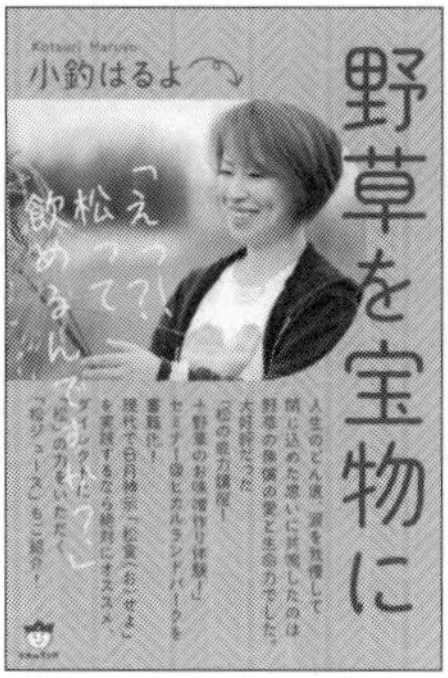

野草を宝物に
えっ?!　松って飲めるんですか？
著者：小釣はるよ
四六ソフト　本体 1,800円+税

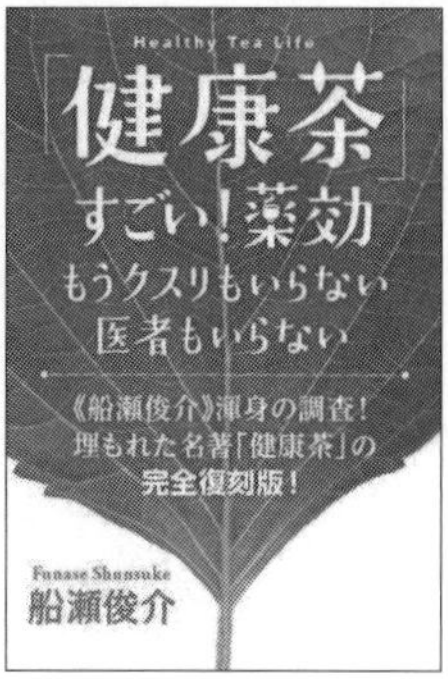

「健康茶」すごい！ 薬効
もうクスリもいらない　医者もいらない
著者：船瀬俊介
四六ソフト　本体 1,815円+税

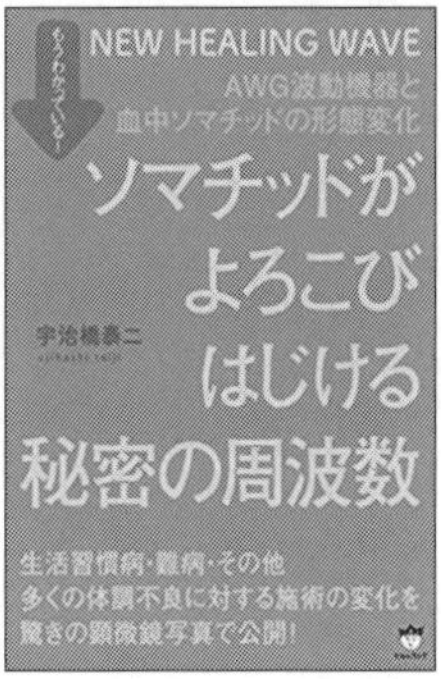

ソマチッドがよろこびはじける秘密の周波数
AWG波動機器と血中ソマチッドの形態変化
著者：宇治橋泰二
Ａ５ソフト　本体 3,333円+税

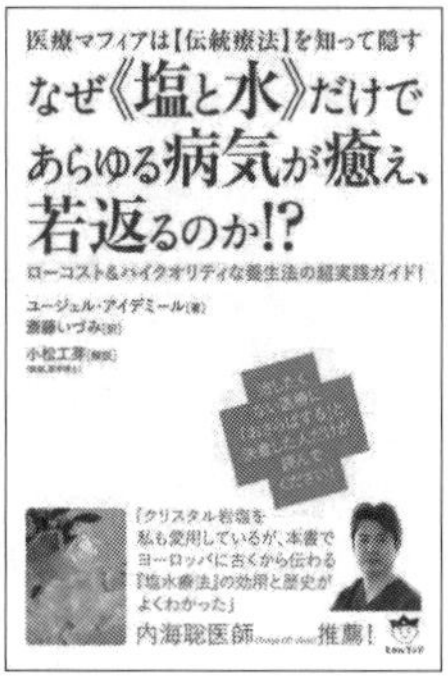

医療マフィアは［伝統療法］を知って隠す
なぜ《塩と水》だけであらゆる病気が癒え、若返るのか!?
著者：ユージェル・アイデミール
訳者：斎藤いづみ
四六ソフト　本体 1,815円+税

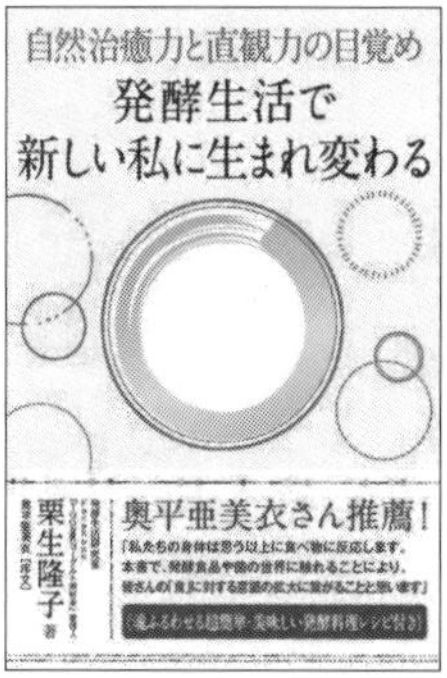

自然治癒力と直観力の目覚め
発酵生活で新しい私に生まれ変わる
著者：栗生隆子
序文：奥平亜美衣
四六ソフト　本体 1,750円+税

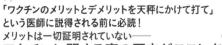